Gargilius | Gesundheit aus dem Garten

Gargilius
Gesundheit aus dem Garten

Lateinisch / Deutsch

Herausgegeben und übersetzt von Kai Brodersen

Reclam

RECLAMS UNIVERSAL-BIBLIOTHEK Nr. 14251
2022 Philipp Reclam jun. Verlag GmbH,
Siemensstraße 32, 71254 Ditzingen
Umschlaggestaltung: Philipp Reclam jun. Verlag GmbH
Umschlagabbildung: Ausschnitt aus einem Fußbodenmosaik aus La Chebba in Tunesien (Tunis, Musée national du Bardo; © akg-images / Gilles Mermet)
Druck und Bindung: Eberl & Koesel GmbH & Co. KG,
Am Buchweg 1, 87452 Altusried-Krugzell
Printed in Germany 2022
RECLAM, UNIVERSAL-BIBLIOTHEK und
RECLAMS UNIVERSAL-BIBLIOTHEK sind eingetragene Marken der Philipp Reclam jun. GmbH & Co. KG, Stuttgart
ISBN 978-3-15-014251-6

Auch als E-Book erhältlich

www.reclam.de

Inhalt

Einführung

Kopfschmerzen, Verstauchung, Sonnenbrand, Fieber … Wächst in unserem Garten etwas, das dagegen hilft oder die Heilung fördert? Im 6. Jahrhundert n. Chr. wusste der römische Staatsmann, Gelehrte und Klostergründer Cassiodor (*Institutiones* 1,28,5–6) immerhin, wo man die Eigenschaften und Wirkungen der Gartengewächse nachlesen kann:

> Es ist durchaus angebracht, dass die Mönche Gärten anlegen, Felder bestellen und sich an der Ernte der Früchte erfreuen. … Falls man nach Autoren zu diesem Thema sucht: Über Gärten hat sehr schön Gargilius Martialis geschrieben, und auch die Nährstoffe der Gemüse und ihre Eigenschaften hat er sorgfältig geschildert, so dass nach der Lektüre seiner Schriften und mit der Hilfe des Herrn wirklich jeder ernährt und gesund gehalten wird.

Zwar ist das Exemplar von Gargilius' Schrift, das Cassiodor in seinem Kloster hinterlegte, später verloren gegangen, doch ist das Werk des Gargilius zumindest in Teilen erhalten, denn es wurde in anderen mittelalterlichen Schreibstuben immer und immer wieder abgeschrieben und so überliefert.

Wer war Gargilius Martialis?

Viel wissen wir über Gargilius nicht. In den erhaltenen Partien seines Werks nennt er eine ganz Reihe älterer Autoren und Praktiker, angefangen von dem berühmten griechi-

schen Arzt Hippokrates (5./4. Jahrhundert v. Chr.) und Cato dem Älteren, dessen lateinisches Werk über Landwirtschaft im 2. Jahrhundert v. Chr. entstand. Um Gargilius zeitlich einzuordnen, muss man die jüngsten datierbaren Personen identifizieren, die er anführt. Wiederholt bezieht sich Gargilius (in 11) auf die Quintilii: die Brüder Sextus Quintilius Valerius Maximus und Sextus Quintilius Condianus. Diese ließen sich in der Mitte des 2. Jahrhunderts n. Chr. eine luxuriöse Villa an der Via Appia südöstlich von Rom bauen, wurden dann aber 182 n. Chr. von dem grausamen Kaiser Commodus unter einem Vorwand hingerichtet. Der Kaiser ließ die Villa zu seiner Residenz erweitern; man kann ihre Ruinen noch heute besichtigen. Gargilius kann also nur zu Lebzeiten der Quintilii oder später geschrieben haben. Ebenso erwähnt Gargilius den bedeutenden Mediziner Galen von Pergamon, der im 2. Jahrhundert n. Chr. in Rom als kaiserlicher Leibarzt wirkte und wohl bald nach 200 n. Chr. starb.

Seinerseits erwähnt wird Gargilius Martialis mehr als ein Dutzend Mal von dem römischen Autor Palladius in dessen Buch über das *Bauernjahr*, das wohl um 400 n. Chr. entstand. Es spricht also einiges dafür, dass Gargilius' Wirken etwa in das 3. Jahrhundert n. Chr. zu datieren ist.

Mehr über den Autor erfahren wir, wenn wir annehmen, dass sich die wenigen anderen Belege für den Namen Gargilius auf dieselbe Person beziehen. In der sogenannten *Historia Augusta*, einer – freilich nicht immer zuverlässigen – Sammlung von Kaiserbiographien, wird ein Gargilius als Autor eines Buches über die Ernährungsweise des Alexander Severus (römischer Kaiser 222–235 n. Chr.) genannt (37,9). Noch mehr finden wir heraus, wenn wir zwei aus der

Antike erhaltene Inschriften aus Auzia in Mauretanien (beim heutigen Sour El-Ghozlane in Algerien) mit Nennung eines Gargilius ebenfalls auf den Autor beziehen. Die erste (publiziert im *Corpus Inscriptionum Latinarum* VIII unter der Nummer 20751) ist von Quintus Gargilius Martialis für seine Eltern aufgestellt worden, auf der zweiten (VIII 9047) wird dieser selbst nach einer beachtlichen militärischen und zivilen Karriere geehrt, nachdem er am 25. März 260 n. Chr. im Kampf gegen den Berberhäuptling Faraxes umgekommen war. Dass ein Wirken im öffentlichen Dienst eine schriftstellerische Tätigkeit nicht ausschließt, versteht sich von selbst: Schon Gaius Plinius Secundus »maior« (der Ältere; 23/24–79 n. Chr.) beispielsweise, der Flottenkommandant war und beim Ausbruch des Vesuvs, der Pompeji verschüttete, in dieser Funktion arbeitete und starb, ist uns heute vor allem als Autor eines großen (und weitgehend erhaltenen) Werks über *Naturkunde* bekannt.

Im 3. Jahrhundert n. Chr. also, so dürfen wir als plausible Annahme zusammenfassen, schuf Quintus Gargilius Martialis ein Werk, das sich laut Cassiodor mit Gesundheit aus dem Garten befasste.

Das Buch blieb offenbar zugänglich: Im späten 4. Jahrhundert nennt der Vergil-Kommentator Maurus Servius Honoratus den Gargilius zu einem Vers in den *Georgica* (4,148), in dem Vergil auf andere, nach ihm kommende Autoren (*aliis post me*) verweist. Und noch im 12. Jahrhundert zieht der in Andalusien wirkende arabische Gelehrte Ibn al-ʿAwwam in seinem Werk über die *Landwirtschaft* immer wieder Gargilius Martialis heran, den er als *Marsial-al-lathini* (»Martialis den Lateiner«) bezeichnet (Clement-Mullet 1864, 76).

Später jedoch gingen Teile von Gargilius' Werk verloren. Erhalten blieben ein Buch über Obst und Gemüse als Heilmittel und vier Kapitel über Obstbäume. Letztere wären fast ganz untergegangen: Erst 1826 entdeckte der italienische Philologe und Kurienkardinal Angelo Mai (1782–1854) in einer mittelalterlichen Handschrift (Neapel IV A 8) einen im 6. Jahrhundert n. Chr. geschriebenen Text des Gargilius über Obstbäume. Der Text war zwar später ausradiert und mit dem *Liber Pontificalis* (Papstbuch) überschrieben worden, ließ sich aber noch entziffern. Er wurde dann von dem Bibliothekar Angelo Antonio Scotti (1786–1845) publiziert.

Das Buch über Obst und Gemüse als Heilmittel wiederum war zwar aus vielen mittelalterlichen Abschriften bekannt, doch lief es ohne Nennung eines Autors oder zusammen mit der *Kleinen Reiseapotheke* um, die mit Bezug auf den (bereits genannten) Plinius »maior« einem Plinius »minor« als *Medicina Plinii* zugewiesen war. Den eigentlichen Autor des Buchs, eben Gargilius, hat 1875 der an der Königlichen Bibliothek zu Berlin tätige Gelehrte Valentin Rose (1829–1916) erkannt.

Die so erhaltenen Teile von Gargilius' Werk werden im vorliegenden Band präsentiert, ergänzt um alle späteren Erweiterungen, nämlich eine Appendix (I 61–64) und eine kurze Schrift zur Heilung von Rindern und anderen Jochtieren, die dem Gargilius – wenn auch zu Unrecht – zugeschrieben wurden, so dass hier alles erscheint, was unter dem Namen Gargilius überliefert ist.

Gargilius fasste seinerzeit bewährtes praktisches Wissen zusammen. Er führt immer wieder bekannte oder gar berühmte Mediziner und Pharmazeuten an, ohne freilich deren Theorien zu erklären. Wiederholt nennt er Hippokrates, den bedeutendsten Arzt der griechischen Antike, der im 5./4. Jahrhundert v. Chr. wirkte, und Galen (Galenos von Pergamon), der im 2. Jahrhundert n. Chr. als kaiserlicher Leibarzt tätig und bis weit in die Neuzeit hinein prägend für die Medizin war. Ferner nennt Gargilius die Philosophen und Naturkundler Demokrit (5./4. Jahrhundert v. Chr.) und Aristoteles (4. Jahrhundert) sowie mehrere griechische Ärzte als Autoritäten: Pythagoras von Samos (6. Jahrhundert v. Chr.), Praxagoras von Kos und Dionysios (beide 4. Jahrhundert v. Chr.), Chrysippos von Knidos und Diokles von Karystos (beide 4./3. Jahrhundert v. Chr.), Glaukias von Tarent (um 175 v. Chr.), Asklepiades von Prusa, Heras von Kappadokien und die Ärztin Olympias von Theben in Ägypten (alle 1. Jahrhundert v. Chr.), Melit(i)os und Xenokrates von Aphrodisias (beide 1. Jahrhundert n. Chr.) sowie Sextius Niger, Autor eines griechischen Werks über medizinische Stoffe wohl ebenfalls des 1. Jahrhunderts n. Chr. Mehrfach angeführt wird (Pedanios) Dioskurides von Anazarbos, ein Zeitgenosse des Nero (römischer Kaiser 54–68 n. Chr.) und Autor eines sehr einflussreichen Werks über Arzneistoffe.

Alle diese Autoren haben in der antiken Wissenschaftssprache Griechisch geschrieben. Doch auch mit lateinischen Traditionen kann man Gargilius in Verbindung sehen. Über die von ihm genannten Autoren Curtius

Iustus und Iulius Fronticus ist zwar sonst nichts bekannt. Mit Scribonius Largus aber, der im 1. Jahrhundert n. Chr. auf Lateinisch ein Werk über zusammengesetzte Heilmittel (*Compositiones*) schuf, verbindet Gargilius der Wunsch, auch berühmte Namen gleichsam als Garanten für die Wirksamkeit eines Rezepts anzuführen. Bei Gargilius erscheinen der bedeutende hellenistische König Antiochos der Große (242–187 v. Chr.), der pontische König Mithridates VI. (um 132 – 63 v. Chr.) und – wie gesagt – der römischen Kaiser Nero.

Wichtiger freilich ist die auf die *Naturkunde* Plinius' des Älteren (1. Jahrhundert n. Chr.) zurückgehende Tradition, in der Gargilius mit seinen Angaben zu Heilmitteln steht. Diese können wir auch bei anderen lateinischsprachigen Werken nachvollziehen: Unter dem Namen Plinius ist die schon genannte, nach Krankheiten und Beschwerden angeordnete *Kleine Reiseapotheke* zusammengestellt, und unter dem Namen des Apuleius (2. Jahrhundert n. Chr.) ist ein Kräuterbuch (*Herbarius*) erhalten, das – wie die Schrift des Gargilius – nach Heilmitteln sortiert ist.

Spätere lateinische Autoren, so im 3./4. Jahrhundert Quintus Serenus mit seinem Buch über *Medizinischen Rat*, Cassius Felix in seinem Buch über die *Medizinische Praxis* oder Theodorus Priscianus in seiner *Naturheilkunde*, setzten diese Tradition in lateinischer Sprache fort.

Im Übrigen verweist Gargilius wiederholt auch auf seine eigene Erfahrung als Mediziner. Bemerkenswert ist, wie wenig (im Vergleich zu den genannten Autoren) er auf die sogenannte »Dreckapotheke« zurückgreift und wie selten magische Mittel empfohlen werden (wie in I 4); erst die weit jüngeren, dem Gargilius nur zugeschriebenen Schrif-

ten, namentlich die *Heilung von Rindern*, nutzen Zauberei als Heilverfahren.

Theoretische Grundlagen

Gargilius bietet vor allem praktische Hinweise für Genesung und Gesundheit. Dass er sich selbst oder dass seine Vorlagen sich der theoretischen Grundlagen bewusst waren, zeigt sich in den wiederholten Anspielungen auf die Säftelehre, die für die antike Medizin prägend war. Den vier Elementen Luft, Feuer, Erde und Wasser entsprechen dabei die vier Säfte des Körpers Blut, gelbe Galle, schwarze Galle und Schleim und die vier Zustände »warm und feucht«, »warm und trocken«, »kalt und trocken« sowie »kalt und feucht« sowie die Eigenschaften »süß«, »bitter«, »scharf und sauer« sowie »salzig«. Wenn also dem Gemüse und dem Obst »warme« oder »kalte«, »bittere« oder »scharfe« Eigenschaften zugeschrieben werden, mit denen die für die jeweilige Krankheit typischen gegenteiligen Eigenschaften behandelt werden können, verweist dies auf die Säftelehre, ohne dass der Zusammenhang expliziert würde (siehe auch S. 207).

Krankheiten und Beschwerden

Gargilius Martialis führt eine Vielzahl von Beschwerden und Krankheiten an, die sich mit pflanzlichen Mitteln lindern oder gar heilen lassen; selbst für eingedrungene Splitter und Knochenbrüche empfiehlt er solche Medikamente.

Chirurgische Eingriffe oder Zähneziehen sollen so möglichst vermieden werden.

Viele der Krankheiten waren in allen »vormodernen« Gesellschaften (also in der Zeit vor der Industrialisierung) verbreitet. Das betrifft insbesondere die Folgen mangelnder Hygiene, die sich im Befall der Kopfhaut bei der Alopezie (»Fuchsräude«) und der Phthiriasis (»Läusekrankheit«) und vielerlei anderen Hautbeschwerden zeigten, vor allem aber in Magen- und Darmbeschwerden, bei Unterleibskranken (*coeliaci*); der moderne Begriff ›Zöliakie‹ bezeichnet allerdings etwas anderes), einschließlich Darmwürmer. Auffallend häufig nennt Gargilius Mittel, die den Magen »straffen« oder »adstringierend« wirken, also gegen Durchfall und den Verlust von Körperflüssigkeiten wirken. Krankheiten wie das »Heilige Feuer« (eine Vergiftung mit Mutterkorn), aber auch die Bisse giftiger Tiere wie Skorpione oder Spitzmäuse (die, wie man heute weiß, Viren übertragen konnten) werden ebenfalls immer wieder erwähnt, ja sogar das Vergiftetwerden, für das man sich mit »Antidoten« (Gegengiften) versorgen musste.

Charakteristisch für die »Vormoderne« sind auch Augenbeschwerden wie Triefäugigkeit, die durch mangelnde Hygiene verursacht wird, und Geschwulste der Schilddrüse (»Kropf«), gegen die heute in vielen modernen Ländern Jod eingenommen wird, das dem Speisesalz zugesetzt wird.

Manche Krankheiten sind heute nicht mehr gefährlich, vor allem infolge von Impfungen. Gegen Diphtherie etwa, Mumps (der bei Gargilius wohl als Parotiden, Schwellungen am Ohr, beschrieben wird), Masern und Röteln (die Gargilius vermutlich als Hautkrankheiten mit entsprechenden Symptomen beschreibt), Pneumokokken (die

massive Lungenbeschwerden verursachen können) und Tetanus werden heute schon Kleinkinder geimpft, Erwachsene bei Bedarf auch gegen Tollwut (als deren Symptom Gargilius die Wasserscheu nennt) und grippale Infekte (die Gargilius ebenfalls nur anhand von Symptomen wie Schüttelfrost anführt).

Andere Krankheiten werden heute mit Antiobiotika behandelt – so die Schwindsucht (Lungentuberkulose), die Skrofeln (Hauttuberkulose), die Lepra und die bakterielle Ruhr.

Freilich sind viele der von Gargilius beschriebenen Leiden auch heute weiterhin gefährlich oder zumindest beschwerlich, angefangen von Krankheiten wie Krebs und Steinbildungen in Galle, Niere und Blase bis hin zu Beschwerden wie Sonnenbrand und Erfrierungen, Schluckauf und Heiserkeit, Schwielen und Hühneraugen, Haarausfall und eingewachsenen Zehennägeln. Bemerkenswert sind überdies die nicht wenigen Hinweise des Gargilius zu Problemen mit den Geschlechtsteilen, mit dem übermäßigen oder zu geringen sexuellen Verlangen, sowie zu Empfängnisverhütung oder Zeugung. Auch behandelt er wiederholt Beschwerden im Zusammenhang mit Menstruation, Schwangerschaft, Geburt sowie Stillzeit, für die noch heute vielfach »Hausmittel« gebräuchlich sind – auch für uns kommt eben manches Mittel für die Gesundheit aus dem Garten.

Heilmittel und Hilfsmittel

Einige Heilmittel werden in eigenen Kapiteln vorgestellt, doch Gargilius führt noch weitere an; auch sie erscheinen in der Übersetzung mit ihrem modernen Namen. Nur eine dieser Pflanzen, die auf Griechisch *silphion* und auf Lateinisch *lasar* heißt, ist mittlerweile ausgestorben; sie galt als Allheilmittel und war vielleicht eine Form von Riesenfenchel.

Außerdem werden eine Reihe mineralischer Heilmittel genannt, so wiederholt Alaun in der Form von Spalt-Alaun, also Alaunschiefer (Vitriolschiefer), und der aus schwefelsaurer Tonerde gewonnene Rund-Alaun, einmal auch Schusterschwärze.

Ferner nennt Gargilius einige Präparate mit ihrem griechischen Namen, meist in der Form *dia* (»durch«) mit dem griechischen Namen der Grundlage des Medikaments, etwa *dia peganon*, »durch Weinrauten«. Zu den zusammengesetzten Heilmitteln gehören auch die *theriaka*, hochwirksame Gegengifte.

Viele der pflanzlichen Medikamente, die Gargilius anführt, werden durch Hilfsmittel verabreicht, etwa in Form von Pflastern, also Auflagen auf der Haut (der moderne Begriff ›Pflaster‹ meint einen Wundschnellverband, den die Antike noch nicht kannte), für die man oft die (meist aus Schweineschmalz hergestellte) Achsenschmiere (*axungia*) als Salbengrundlage nutzte, durch Pillen oder aber durch die Darreichung in Speisen und Getränken.

Unter den Speisen werden etwa Gerstenbrei (*polenta*), Gerstengrütze (*ptisana*), Honig (besonders der beliebte attische Honig) oder Trockenfeigen (*carica*) genannt, ferner

die Würzsoße Garum, unter den Getränken das im Alltag verbreitete Mulsum (ein Gemisch aus Wein und Honig oder auch Met), die Posca (ein Gemisch aus Wasser und Essig, das als Erfrischungsgetränk beliebt war) und das Passum (ein süßer Rosinenwein, vergleichbar dem heutigen Passito di Pantelleria). Wein, auch der besonders beliebte Falernerwein, wurde in der Regel mit Wasser vermischt getrunken; wenn man unvermischten Most (*mustum*) oder puren Wein (*merum*) einsetzen soll, wird das von Gargilius daher eigens vermerkt. Doch auch Frauenmilch ist immer wieder eine Basis für ein trinkbares Medikament.

Obstgartenbau

In den erhaltenen Kapiteln aus dem Werk über die Obstbäume (11) gibt Gargilius auch ganz praktische Hinweise zum Anbau der als Heilmittel geeigneten Obstarten. Er steht dabei in einer Tradition, die heute durch ältere Werke von Autoren zur Landwirtschaft repräsentiert wird, nämlich durch die von Gargilius zitierten Autoren Cato den Älteren (234–149 v. Chr.), Marcus Terentius Varro (116–27 v. Chr.) und Lucius Iunius Moderatus Columella († um 70 n. Chr.); das Werk eines Karthagers namens Mago ist hingegen verloren. Erwähnt wird Publius Vergilius Maro (70–19 v. Chr.) mit einem Zitat aus den *Georgica* – ein Beleg dafür, dass Gargilius bei seiner Leserschaft eine gewisse literarische Bildung erwartet –, ferner Diophanes von Nikaia in Bithynien (1. Jahrhundert v. Chr.), Aulus Cornelius Celsus (um 25 v. Chr. – um 50 n. Chr.), Verfasser einer Enzyklopädie, von der nur Teile erhalten sind, und Iulius Atticus, der

wohl als Zeitgenosse des Tiberius (römischer Kaiser 14–37 n. Chr.) unter anderem eine Schrift über den Weinbau schuf (so Columella I 1,14; heute verloren).

Gargilius verwendet hier manche Fachbegriffe, etwa für das Lockern des Bodens um den Stamm herum (*ablaqueare*). Für die Baumveredelung nennt er das Propfen (*inserere*), also die Transplantation eines Pflanzenteiles (des sog. Edelreises) auf eine andere Mutterpflanze, und das Okulieren (*inoculare*) oder Anschilden (*emplastrare*), bei dem vom Edelreis nur eine ruhende Knospe verwendet wird, indem es mit einem kleinen Stück der umgebenden Rinde auf die Mutterpflanze eingesetzt wird. Auch die Konservierung von Obst, die in einer Welt ohne Kühlmittel von hoher Bedeutung war, behandelt Gargilius.

Maßangaben

Dass die Dosis eines Medikaments den Unterschied zwischen Heilung und Schädigung ausmachen kann (siehe etwa I 3,16), betont Gargilius immer wieder. Bei den Längenmaßen ist das Grundmaß der Fuß (*pes*), knapp 30 cm. Eine Handbreit (*palma*) misst ¼ Fuß, ein Fingerbreit (*digitus*) ¹⁄₁₆ Fuß. Bei den Hohlmaßen für Flüssigkeiten ist das Grundmaß die Amphore (*amphora*, knapp 26 l), die aus 8 Kannen (*congius*) besteht. 1 Kanne wiederum besteht aus 6 Krug (*sextarius*, »Sechstel«, gut ½ l) und 1 Krug aus 2 Schoppen (*hemina*) zu je 4 Schüsseln (*acetabulum*) oder 6 Bechern (*cyathus*) oder 24 Esslöffeln (*coclearius*); 1 Krug besteht also aus 8 Schüsseln oder 12 Bechern oder 48 Esslöffeln. Das Grundmaß für Trockengut ist der Scheffel (*mo-*

dius, knapp 9 l). Bei den Gewichten ist das Grundmaß 1 Pfund (*libra* oder *pondus* [auch abgekürzt als ›po.‹], knapp $\frac{1}{3}$ kg); es besteht aus 12 Unzen (*uncia*, abgekürzt als ÷), 1 Unze wiederum aus 8 Drachmen (*dragma*); 1 Pfund besteht also aus 96 Drachmen. 1 Drachme besteht ihrerseits aus 3 Skripeln (*scripula*, in I 13, 61 und 62 als Denar bezeichnet) oder 6 Obolen (*obolus*). Die Abkürzung ›s‹ steht im Lateinischen für ›$\frac{1}{2}$‹.

1 Amphore	≈ 26 l
1 Becher	≈ 45 ml
1 Denar	s. Skripel
1 Drachme	≈ 3,5 g
1 Esslöffel	≈ 10 ml
1 Fingerbreit	≈ 1,88 cm
1 Fuß	≈ 30 cm
1 Handbreit	≈ 7,5 cm
1 Kanne	≈ 3,25 l
1 Krug	≈ 540 ml
1 Obole	≈ 0,5 g
1 Pfund	≈ 330 g
1 Scheffel	≈ 9 l
1 Schoppen	≈ 270 ml
1 Schüssel	≈ 70 ml
1 Skripel	≈ 1 g
1 Unze	≈ 28 g

Zu dieser Ausgabe

Der lateinische Text wurde auf Basis der maßgeblichen Ausgaben erstellt, unterscheidet aber zugunsten heutiger Lateinkundiger systematisch *u* und *v*. Die Einteilung in Kapitel und Abschnitte ist modern. Spitze Klammern umfassen Textteile, die nicht überliefert sind, aber ergänzt werden können (diese werden übersetzt), drei Punkte markieren nicht ergänzbare Lücken im Text und ein Kreuz eine Stelle, an der eine Wiederherstellung des Textes bisher nicht gelungen ist.

In der Übersetzung werden die Pflanzennamen in der heute üblichen Form wiedergegeben; außerdem wird die wissenschaftliche botanische Bezeichnung genannt; die dabei abgekürzten Namen der Botaniker – allen voran L. für Carl von Linné (1707–1778) – entsprechen dieser Nomenklatur. Grundlage für die Identifizierung der Pflanzen ist André 1985 in Verbindung mit Zander 2014.

So möchte das Buch ein lange einflussreiches, später aber vergessenes Werk zugänglich machen, das aus dem Blickwinkel der Antike alles Wichtige über Gesundheit aus dem Garten überliefert.

Erläuterungen

Zu folgenden im Text erwähnten Aspekten siehe die nachstehend angegebene Stelle in der Einführung.

ANBAUMETHODEN	Seite 17 f.
DARREICHUNGSFORMEN	Seite 16 f.
EIGENSCHAFTEN der Pflanzen (»warm und feucht«, »warm und trocken«, »kalt und trocken«, »kalt und feucht«, »süß«, »bitter«, »scharf und sauer«, »salzig«)	Seite 13 und 207
KRANKHEITEN und BESCHWERDEN	Seite 13–15
MASSANGABEN	Seite 18 f.
PERSONEN	Seite 7–13 und 17 f.
WIRKSTOFFE	Seite 16 f.

Weitere kurze Erläuterungen und Verweise finden sich direkt in Klammern in der Übersetzung.

Gargilius – Gesundheit aus dem Garten

1. Medicinae ex holeribus et pomis

1. De raphano
2. De apio
3. De ruta
4. De coriandro
5. De malva
6. De cucurbita
7. De atriplice
8. De lapatio
9. De blito
10. De beta
11. De lactuca
12. De intibo
13. De nasturcio
14. De eruca
15. De pepone
16. De cucumere
17. De carduo
18. De allio
19. De papavere
20. De satureia
21. De porro
22. De ocimo
23. De nepeta
24. De menta

I. Heilmittel aus Gemüse und Obst

25. De feniculo
26. De holisatro
27. De cepa
28. De anetho
29. De sinapi
30. De brassica
31. De asparago
32. De armoracia
33. De pastinaca
34. De napo
35. De rapo
36. De thymo
37. De origano
38. De cerefolio
39. De serpyllo
40. De piro
41. De malo granato
42. De malo
43. De cydonio
44. De persico
45. De citrio
46. De pruno
47. De mespilo
48. De zizypho
49. De fico
50. De sorbo
51. De siliqua
52. De cerasio

53. De amygdalo
54. De abellana
55. De pistacio
56. De castanea
57. De nuce
58. De pinea
59. De myxis
60. De spomelididibus

Appendix

61. De vino costato faciendo
62. Confectio liquaminis quod oenogarum vocant
63. De malis cydoneis suci confectio
64. Omfacomeli

Appendix

1. De raphano

Raphano calidam inesse virtutem omnium medicorum opinione compertum est; sed et nobis intellegere licet de usu ipsius. cur enim mixta cum cibis ceteris sola de stomacho ructus eiciat, nisi quia prima concoquitur?

Capillos alopeciae iniuria raptos cum melle trita restituit. eiusdem sucus etiam gravitatem aurium instillatus emendat. contra venena unicum remedium est, si a ieiuno sumatur. contra pthiriasim sucus eius adhibetur, qui solus potest tenuitate subtili ad imi corporis liniamenta penetrare. Aegyptii enim reges, quibus erat studium scrutari corpora mortuorum et valitudinum causas occultas oculata fide recognoscere, in ipso corde nasci eiusmodi vitium prodiderunt.

Semine raphani cum melle trito et sumpto suspirium mitigatur et tussis arcetur. sola cum salibus sumpta ventris animalia extinguit, venerem stimulat, urinam citat, puerperis copiam lactis adquirit.

1. Rettich *(Raphanus sativus L.)*

Dass Rettich eine warme Eigenschaft hat, ist aus der Meinung aller Ärzte bekannt; was uns betrifft, so können wir diese Eigenschaft durch seinen Gebrauch erfassen. Warum sonst ist er, wenn er mit allen anderen Speisen gemischt wird, das Einzige, das ein Aufstoßen aus dem Magen hervorruft, wenn er nicht zuerst gekocht worden ist?

Haare, die durch Alopezie (Fuchsräude) geraubt worden sind, lässt er, wenn er mit Honig zerkleinert worden ist, nachwachsen. Sein Saft heilt auch Beschwerden der Ohren, wenn er eingeträufelt wird. Gegen Gifte ist er ein unvergleichliches Mittel, wenn er auf nüchternen Magen eingenommen wird. Gegen Phthiriasis (Läusekrankheit) wird sein Saft verwendet, der allein durch seine feine Zartheit die tiefsten Fasern des Körpers erreichen kann. Die ägyptischen Könige, die gerne die Körper der Toten untersuchten und mit eigenen Augen die verborgenen Ursachen von Krankheiten erkannten, überlieferten, dass ein solches Übel seinen Ursprung im Herzen selbst hat.

Durch Rettichsamen, mit Honig zerkleinert und eingenommen, lindert man Atemnot und hält Husten fern. Für sich mit Salzkörnern eingenommen, löscht Rettich Darmwürmer aus, stimuliert das sexuelle Verlangen, erleichtert das Urinieren und gibt jungen Müttern reichlich Milch.

2. *De apio*

Apii quoque calida vis tradita est quam de indicio licet colligas. nulla enim alia res fortius vel urinae difficultates resolvit vel feminarum menstruis imperat. unde mirari necesse est quod a quibusdam imperitis indifferenter adiuncta aquae calidae febricitantibus detur, quando res calida calorato malo addita magis accendat ardorem, nisi vel strictura stomachi vel praeclusa praecordia relaxanda sunt, ut priore in loco causa ponatur unde etiam ipsa febris exoritur. absque his similibus causis, dati in contrarium incendunt.

Aqua pota in qua vel ipsi vel radices eorum incoctae sunt efficaciter pugnat contra insidias venenorum. theriacis et antidotis post amoma, post cinnama, iam non ut vile miscetur. est anodynos ex apii semine, quae stomachum inundatione capitis laborantem mire tuetur, ut Heras Cappadox in tomo suo retulit. ea recipit apii seminis uncias VI, anesi uncias VI, hyoscyami uncias VI, apiorum cymae uncias III. omnia trita et creta et cum aqua subacta in breves pilulas deformantur ex quibus una vel duae, si febris non fuerit, dulci vino resolutae potantur. si enim febris fuerit, aqua resolutae dormitum euntibus propinantur. quantum haec

2. *Sellerie* *(Apium graveolens L.)*

Dass auch Sellerie eine warme Kraft hat, ist überliefert, was man dem folgenden Beispiel entnehmen kann. Tatsächlich gibt es nichts, was so energisch eine Lösung für Schwierigkeiten beim Urinieren bietet oder Frauen menstruieren lässt. Es überrascht daher, dass einige inkompetente Personen Sellerie, ohne Vorsicht in heißes Wasser gegeben, bei Fieber verabreichen, denn eine warme Substanz, die einem brennenden Schmerz zugesetzt wird, lässt die Temperatur noch weiter ansteigen – es sei denn, man muss entweder eine Magenverengung oder einen Darmverschluss lösen, um überhaupt erst einmal festzustellen, woher das Fieber kommt. Außer in solchen Fällen erhöht seine Verabreichung das Fieber.

Die Aufnahme von Wasser, in dem diese Pflanze selbst oder ihre Wurzeln gekocht wurden, bekämpft wirksam die heimtückischen Angriffe der Gifte. Sellerie geht in die Zusammensetzung von Theriaka und Antidoten nach Amomum (Kardamon) und nach Zimt als ein Mittel ein, das nicht mehr geringgeschätzt wird. Man erhält aus den Samen ein Schmerzmittel, das wunderbar einen Magen schützt, der durch einen vom Kopf kommenden Fluss gequält wird, wie Heras von Kappadokien uns in seinem Buch berichtet. Man nimmt 6 Unzen Selleriesamen, 6 Unzen Anis, 6 Unzen Bilsenkraut und 3 Unzen [illegible]. All diese Zutaten werden zerkleinert, gesiebt und mit Wasser zu kleinen Pillen verarbeitet; eine oder zwei davon werden, wenn kein Fieber vorliegt, in süßem Wein aufgelöst eingenommen. Wenn Fieber vorliegt, werden sie vor dem Schlafengehen in Wasser aufgelöst zu trinken gegeben.

potio valeat, utinam nulla calamitas coegisset ut experimento meo nossem.

3. *De ruta*

Rutam valde hominibus salutarem testantur tot antidota medicorum qui de eius nomine gloriantur. e quibus unum non inutile exponam repertum in Aegyptia Iovis civitate, Diospoli, atque inde adhuc Diospoliticum dictum diapeganon. stomachum excitat; digestionem accommodat; alvum mollit; bilem extenuat; vitia pectoris, lateris, iecoris ac renum mitigat. conficitur autem sic: rutae viridis unciae VI, cymini unciae VI, piperis unciae VI, nitri unciae III. cyminum aceto prius maceratur, deinde torretur et universa tunsa et creta melle optimo mixta subiguntur.

Rutam venenis resistere mustelae docent, quae cum serpentibus dimicaturae cibo eius armantur. docuit et rex Ponticus Mithridates qui, cum fratris sui timeret insidias, rutae folia viginti cum duabus nucibus iuglandibus et totidem caricis admixto salis grano cotidie ieiunus accepit.

Nec minorem nobis opem et contra vitia corporis prae-

Ach, wenn mich doch kein Unglück gezwungen hätte, dies aus eigener Erfahrung zu wissen!

3. *Weinraute* (*Ruta graveolens L.*)

Dass Weinraute für Menschen äußerst vorteilhaft ist, bezeugen viele Antidote, die von Ärzten entwickelt wurden, die sich ihres Namens rühmen. Es ist für mich nicht nutzlos, eines dieser Gegenmittel zu zitieren, das in Ägypten in der Stadt des Zeus (Jupiter), Diospolis (nicht eindeutig identifizierbar), entdeckt wurde und seitdem *Diospoliticum dia peganon* (»Diospolis-Medikament durch Weinrauten«) heißt. Es regt den Magen an, fördert die Verdauung, entspannt den Magen, verdünnt die Galle und lindert Erkrankungen des Brustkorbs, der Seite, der Leber und der Nieren. Es wird wie folgt hergestellt: 6 Unzen frische Weinraute, 6 Unzen Kreuzkümmel, 6 Unzen Pfeffer, 3 Unzen Natron. Der Kreuzkümmel wird zunächst in Essig eingeweicht, dann getrocknet, und all diese Zutaten werden nach dem Zerdrücken und durch Mischen mit einem Honig von ausgezeichneter Qualität zubereitet.

Dass die Wiesel sich mit diesem Futter bewaffnen, bevor sie gegen Schlangen kämpfen, lehrt uns, dass Weinraute Gift widerstehen kann. Dies lehrte uns auch Mithridates, der König von Pontos, der aus Furcht vor den Intrigen seines Bruders jeden Tag auf nüchternen Magen 20 Weinrautenblätter mit zwei Walnüssen und ebenso vielen Trockenfeigen einnahm und ein Körnchen Salz hinzufügte.

Weinraute hat nicht weniger Wirkung auf uns und eignet sich hervorragend zur Bekämpfung von Krankheiten.

stat. aceto enim et oleo roseo mixta mirifice dolorem capitis avertit. inflationes coli, item matricis omniumque interaneorum statim mitigat cum butyro et oleo decocta et iniecta. ad lumbricos necandos utile est oleum bibisse cui ruta incocta est. ignes sacros cum aceto et oleo rosacio et cerussa temperata ilico extinguit. datur et sucus eius ante accessionem bibendus contra febres cum frigore venientes. idem instillatus auriculis efficit ut contingat audire.

Stultissime quidam rutae vitia dixerunt quod venerem inhibeat, genitale semen extinguat, infantes in utero necet. facit enim haec non ipsa sed qui virtutis eius obliti nec modum nec tempus aspiciunt, et ideo temperare prudentis est ut de auxilio non fiat venenum.

4. De coriandro

Non dubitanter coriandro refrigeratrix potestas datur, non tamen simplex, ut prudentissime Galeno videtur, sed cui quaedam portio austeritatis inmixta sit, inde quod quaedam ex eo vitia curantur quae numquam omnino sanaret, si

Gemischt mit Essig und Rosenöl wirkt sie wunderbar gegen Kopfschmerzen. Mit Butter und Öl gekocht und als Einlauf verwendet, reduziert sie sofort die Schwellung des Dickdarms sowie die der Gebärmutter und aller Teile des Darms. Um Darmwürmer zu entfernen, ist es gut, Öl getrunken zu haben, in dem Weinraute gekocht wurde. Weinraute setzt Heiligen Feuern ein sofortiges Ende, wenn sie mit Essig und Rosenöl sowie Bleiweiß versetzt wird. Ihr Saft wird auch verabreicht, der vor dem Anfall getrunken werden muss, um Fieber zu bekämpfen, das mit einem Kältegefühl auftritt. In die Ohren eingeträufelt, unterstützt der Saft das Hören.

Manche haben völlig töricht behauptet, dass die Weinraute schädliche Auswirkungen habe: Sie hemme das sexuelle Verlangen, lasse fruchtbaren Samen verschwinden und töte ungeborene Kinder im Mutterleib. Dies muss in der Tat nicht der Weinraute angelastet werden, sondern denen, die, ihre Eigenschaft vergessend, weder die Menge noch den Zeitpunkt ihrer Verabreichung in Betracht ziehen; deshalb erkennt man eine kompetente Person daran, dass sie sie so mischt, dass sie aus einem Heilmittel nicht zu einem Gift wird.

4. *Koriander* *(Coriandrum sativum L.)*

Man zögert nicht, dem Koriander eine kalte Kraft zuzuschreiben, nicht nur für sich genommen, wie von Galen äußerst klug gesehen wurde, sondern auch wenn ihm eine gewisse Portion von Herbheit beigemischt ist; dies ergibt sich aus der Tatsache, dass er Krankheiten heilt, die man

sola virtute frigida niteretur. cum melle et uva passa tritum et impositum omnes tumores collectionesque compescit. praecipue tamen isto genere medicaminis doloribus testium subvenitur. suco mali granati et oleo in potione permixtum, animalia interaneis innata persequitur. semen ex aqua potum solutionem ventris astringit. scriptum a multis legitur tria coriandri grana tertianas excludere, ante accessionem si fuerint devorata. isdem repellendis efficax est ipsum coriandrum ante solis ortum ignoranti cervicali viride subiectum.

Mirum est quod Xenocrates tradit: si unum seminis granum femina biberit, uno die ei menstrua contineri; duobus, si duo et totidem iam diebus quot grana sumpserit.

5. *De malva*

Malvam molliendi dissolvendique naturam esse sortitam Graeco vocabulo licet credas. nam ἀπὸ τοῦ μαλάσσειν malaches nomen accepit. interaneis itemque vesicae prosunt in cibo sumptae. item asseverant vulnera recentia foliis malvarum itemque salicis simul tritis ad sanitatem usque perduci, melius etiam quovis emplastro nominato. item

überhaupt nicht heilen könnte, wenn man sich nur auf die kalte Eigenschaft verlassen würde. Wenn er mit Honig und Trauben zerkleinert und aufgetragen wird, unterdrückt er alle Schwellungen und Ansammlungen. Vor allem dieser Art von Medizin ist es zu verdanken, dass er bei Hodenschmerzen hilft. Mit Granatapfelsaft und Öl in einem Getränk gemischt, bekämpft er Tiere, die in den Gedärmen entstanden sind. Samen, in einer Wasserlösung getrunken, strafft den Magen. Von vielen ist aufgeschrieben zu lesen, dass drei Koriandersamen die Dreitagefieber abwehren, sofern sie vor dem Anfall eingenommen wurden. Um diese Fieber abzuwehren, ist Koriander wirksam, der vor Sonnenaufgang ohne Wissen des Patienten frisch unter sein Kopfkissen gelegt wird.

Erstaunlich ist, was Xenokrates überliefert: Wenn eine Frau einen einzigen Samen in einem Getränk zu sich genommen hat, hört ihre Menstruation einen Tag auf, zwei Tage, wenn sie zwei zu sich genommen hat, und so weiter für so viele Tage, wie sie den Samen zu sich genommen hat.

5. *Malve* *(Malva L.)*

Das griechische Wort deutet an, dass die Malve einen beruhigenden und entspannenden Charakter hat: Sie hat nämlich ihren (griechischen) Namen *malache* von *malassein* (»weichmachen«) erhalten. Während der Mahlzeiten ist sie wohltuend für den Darm und die Blase. Und es wird auch gesagt, dass recht frische Wunden durch zerkleinerte Malven- und Weidenblätter geheilt werden; diese haben sogar eine bessere Wirkung als jedes sonst genannte Pflas-

addiderunt malva cum axungia vetere pulcherrime quassaturas foveri. radix unius caulis admota denti pellit dolorem. eadem femori alligata stimulat venerem. eadem nigrae lanae obvoluta et illigata mammarum vitia compescit. Olympias Thebana abortivas putat esse malvas cum adipe anseris genitali parti subiectas. Sextius Niger et Dioscorides stomacho inutiles arbitrantur. Dioscorides et Galenus criminantur in malvis quod corpus minime alant sed citato lapsu per meatum ventris erumpant.

Est et agrestis malva fortioris effectus quam Galenus althaean esse contendit; emplastris mollibus accommodata, quae tamen possit et plagis recentibus subvenire et ulcerum tabes admota siccare. haec cum in praesentia non erit, in eius usum sativa succedit.

6. *De cucurbita*

Veteres medici de cucurbita ita senserunt ut eam aquam dicerent coagulatam. Galenus humidae putat virtutis et frigidae. idque ex eo probat quod in cibo sumpta stomachum relaxat, bibendi desideria non excitat. cetera etiam in cu-

ter. In ähnlicher Weise wurde auch gesagt, dass blaue Flecken sehr gut durch Malve unter Zugabe von Purpur und alter Achsenschmiere geheilt werden können. Die Wurzel einer einstämmigen Malve, die auf einen Zahn aufgetragen wird, vertreibt den Schmerz. Am Oberschenkel befestigt, erregt sie das sexuelle Verlangen. Eingehüllt und an schwarzer Wolle befestigt, bekämpft sie Krankheiten der Brüste. Olympias von Theben ist der Meinung, dass Malven, mit Gänseschmalz auf die Genitalien aufgetragen, eine abtreibende Wirkung haben. Sextius Niger und Dioskurides sind der Meinung, dass Malven schädlich für den Magen sind. Dioskurides und Galen werfen den Malven vor, dass sie den Körper nur sehr wenig ernähren und dass sie schnell durch den Darmkanal ausgestoßen werden.

Es gibt auch die wilde Malve, deren Wirkung stärker ist: Galen bekräftigt, dass es sich um *althaea* (Eibisch) handelt; in Form von weichen Pflastern zubereitet, kann sie sowohl in der Tat frische Wunden heilen als auch, auf die verdorbene Materie der Geschwüre aufgetragen, diese austrocknen. Wenn sie nicht verfügbar ist, wird sie bei dieser Verwendung durch Gartenmalve ersetzt.

6. Bittermelone/Koloquinte *(Citrullus colocynthis [L.] Schrad.)*

Die alten Ärzte dachten über die Bittermelone so, dass sie sagten, sie sei geronnenes Wasser. Galen meint, sie habe feuchte und kalte Eigenschaften. Er findet den Beweis dafür in der Tatsache, dass sie, zu einer Mahlzeit eingenommen, den Magen entspannt, nicht aber den Durst vergrö-

curbita talia ut aperte frigidae potestatis exempla demonstret. crudae et tritae leniunt omnem tumorem; in cibo sumptae molliunt ventrem. sucus earum, ut Galenus ait, ad compescendum velociter auriculae dolorem tepefactus infunditur. idem sucus et dolores dentium mitigat, si diutius in ore teneatur. sed et rosacio mixtus et unctioni corporis admotus febrium restinguit ardores. cinis aridae corticis efficaciter potest combusta sanare. eundem cinerem didicimus ab expertis vulnera in veretro iam in putredinem versa purgare et ad cicatricem usque perducere.

Dioscorides ramenta corticis viridis in cucurbita laudat, eorum effectus sic tradit: siriasim, infantium capiti imposita, depellunt; cum polenta podagrae aestuanti et ignibus sacris cum pane subveniunt. semini sicco illa vis traditur ut in pulverem tunsum et inspersum impleat vulnera quae cavata sunt. quidam illud ex vino bibendum dederunt ut solutiones alvi fluentis inhiberet. viticulae quoque cucurbitae iam senescentes, cum passo atque aceto dysentericis datae, miro modo saucia intestina componunt.

ßert. Die anderen Wirkungen von Bittermelone sind dergestalt, dass sie deutlich Beispiele für ihre Kühlleistung aufzeigen. Roh und zerkleinert mildern sie jede Schwellung; mit einer Mahlzeit eingenommen, machen sie den Magen weich. Ihr Saft wird, wie Galen sagt, lauwarm in das Ohr eingeträufelt, um Schmerz schnell zu unterdrücken. Dieser Saft lindert auch Zahnschmerzen, wenn er lange genug im Mund behalten wird. Mit Rosenöl vermischt und als Salbe auf den Körper aufgetragen, reduziert sie brennendes Fieber. Trockene Asche von Bittermelonenrinde kann Verbrennungen wirksam heilen. Wir haben von Menschen, die das erlebt haben, gelernt, dass diese Asche die Wunden bereits brandiger Geschlechtsteile reinigt und sie zur Heilung bringt.

Dioskurides lobt Rindenschabsel der Bittermelone und überliefert ihre Wirkung wie folgt: Auf die Köpfe von Kindern aufgetragen, vertreibe sie den Sonnenstich; dem Gerstenbrei zugegeben, heile sie, dem Brot beigegeben, das Feuer von Zehengicht und Wundrose. Diese Kraft wird dem trockenen Samen zugeschrieben: Zu einem Pulver zerdrückt und über die klaffenden Wunden verteilt, füllt er diese aus. Einige haben sie in Wein zu trinken gegeben, um den Durchfall eines erschlafften Bauches einzudämmen. Auch die schon alten Stängel einer Bittermelone, die man mit Passum und Essig denjenigen gibt, die an Ruhr leiden, lindern auf erstaunliche Weise die Darmerkrankungen.

7. De atriplice

Atriplex humidae atque frigidae substantiae holus est; amplius tamen ex humido possidet. et est illi, sicut malvae, facilis sucus ad lapsum. inde in cibo sumptus indubitate ventrem resolvit. crudus sive coctus impositus duritias omnes ac furunculos sanat. pernionibus qui adhuc aestuant, antequam in vulnus erumpant, utiliter imponitur. scabros ungues sine iniuria ulceris detrahit. ignes sacros sedat. podagrae fervorem cum nitro et aceto cum melle restinguit. Galenus ad aurugines expellendas vino tritum et in potionem perductum efficacius putat semen eius.

8. De lapatio

Lapatium calidae et austerae virtutis est et ideo in cibo sumptum ventrem reprimit, stomachum confirmat, ructus excitat, confundit urinam. cum fimo gallinaceo tunsum paniculas rumpit. semen ex aqua vel vino potum dysentericis subvenit. scorpionum venenis vehementer resistit nec feri creditur posse, qui ante praesumpserit eiusmodi potionem. radices ex aceto coctae et impositae duritiam lienis

7. Melde (*Atriplex L.*)

Die Melde ist ein Gemüse, dessen Substanz feucht und kalt ist, doch es überwiegt das Feuchte. Wie Malve hat sie einen nützlichen Saft zur Ableitung (von Saft). Deshalb wird ihre Aufnahme in die Nahrung den Magen mit Sicherheit entspannen. Gleich, ob sie roh oder gekocht angewendet wird, heilt sie alle Verhärtungen und Geschwüre. Sie wird erfolgreich bei Erfrierungen an den Füßen angewendet, die das Stadium eines brennenden Gefühls erreicht haben, bevor sie sich öffnen und eine Wunde bilden. Sie bewirkt, dass eingewachsene Zehennägel ohne Inzision (also ohne einen operativen Schnitt) herausfallen. Sie beruhigt die Heiligen Feuer. Mit Natron und Honigessig gemischt, lindert sie das durch Zehengicht verursachte Brennen. Galen glaubt, dass ihr Samen ein ziemlich wirksames Mittel gegen Gelbsucht ist, wenn er in Wein zerkleinert und in ein Getränk gegeben wird.

8. Ampfer/Sauerampfer (*Rumex L.*)

Ampfer hat eine heiße und saure Eigenschaft, und aus diesem Grund strafft er, wenn er zu den Mahlzeiten eingenommen wird, den Magen, regt den Bauch an, ruft Aufstoßen hervor und lässt urinieren. Mit Hahnenkot zerdrückt, führt er zur Öffnung von Abszessen. Der Samen, mit Wasser oder Wein getrunken, hilft bei Ruhr. Er widersteht den Giften der Skorpione; man nimmt auch an, dass jemand, der zuvor einen solchen Trank eingenommen hat, nicht geschädigt werden kann. Die Wurzeln, in Essig gekocht und

infringunt, scabros ungues levigant, vulnera in mento nascentia extinguunt; in vino coctae et impositae strumas et parotidas sanant; gargarizatae dolorem dentium et uvae tumorem mitigant; potae auruginem expugnant. quidam putant ipsam radicem, si collo suspendatur, scrofas fugare.

9. De blito

Quibusdam bliti natura iners et sine acrimonia visa est. ventrem usque ad choleram plerumque conturbat. Hippocrates praecepit ad sistenda nimia menstrua feminarum in cibo dandum. clavi pedum imposito eo limari et comprimi creduntur. sucus ex vino datus utiliter adversum scorpionum venena resistit. quidam putant etiam ipsum tritum et impositum plagis mederi.

10. De beta

⟨...⟩ iecore laborantibus et spleneticis cum sinapi utilissime esui datur. ignes sacros et quae adusta sunt cum alumine inlita restinguit. ulceribus in capite manantibus item alopeci-

aufgelegt, brechen die Verhärtungen der Milz, entfernen eingewachsene Zehennägel und lassen Wunden, die am Kinn auftreten, verschwinden; in Wein gekocht und aufgelegt, heilen sie Kröpfe und Parotiden; in Gurgelwasser verwendet, beruhigen sie die Zahnschmerzen und die Schwellung des Gaumenzäpfchens; getrunken, bekämpfen sie die Gelbsucht. Manche Leute glauben, dass diese Wurzel, wenn sie um den Hals gehängt wird, Skrofeln vertreibt.

9. *Amarant/Fuchsschwanz* *(Amaranthus lividus L., blitum L.)*

Die Beschaffenheit des Amarants schien einigen ohne Kraft und Schärfe zu sein. Meistens trübt er den Magen, was zu Erbrechen, Durchfall und Krämpfen führen kann. Hippokrates sprach sich dafür aus, ihn Frauen zu geben, um eine zu starke Menstruation zu verhindern. Auf die Hühneraugen an den Füßen aufgetragen, hat er den Ruf, sie verschwinden zu lassen und ihre Entwicklung zu verhindern. Der Saft, in Wein gegeben, widersteht erfolgreich den Giften der Skorpione. Einige glauben, dass diese Pflanze, zerkleinert und aufgetragen, auch Wunden heilt.

10. *Mangold* *(Beta vulgaris L.)*

⟨Mangold⟩ wird denen, die an der Leber leiden, und den Milzkranken mit Senf zu essen gegeben, mit einer sehr günstigen Wirkung. Wenn er mit Alaun angewendet wird, beruhigt er Wundrose und Verbrennungen. Roh und zerkleinert eignet er sich hervorragend zur Anwendung gegen

is cruda trita optime inlinitur. aqua in qua decocta est furfures capitis elimat; pernionibus in fomento adhibita prodest; iniecta cum melle onera ventris exponit.

11. De lactuca

⟨…⟩ est autem illis natura frigida, non tamen noxii frigoris, ceterum nec usui esse potuissent; verum medium temperatumque sortitae rigorem praestant, aestatis ardores relevant, fastidio languidos ad cibum provocant, sanguinem adquirunt. lacte plurimo nutrientes feminas implent. alvum restringunt, copiosius ingestae resolvunt. optime illas stomachicis dari non lotas Dioscorides affirmat. tritae cum sale combusta sanant, si ante pustellas inlinantur. ignem quoque sacrum eadem ratione compescunt. coctae in patina aliorumque holerum more condita cholera laborantibus utilissime offeruntur. quidam eas ad eandem causam cum lacte coxerunt.

nässende Kopfgeschwüre und Alopezie (Fuchsräude). Das Wasser, in dem er gekocht wird, entfernt Schuppen vom Kopf; erwärmt, ist er vorteilhaft bei Erfrierungen an den Füßen; in Form eines Einlaufs mit Honig entfernt er, was den Bauch belastet.

11. Lattich / Grüner Salat *(Lactuca sativa L.)*

⟨Lattiche⟩ haben aber eine kalte Natur, doch nicht von schädlicher Kälte, sonst hätten sie keinen Nutzen haben können; da sie diese von der Natur erhalten haben, bieten sie eine mittlere und mäßige Kälte, lindern die Hitze des Sommers, veranlassen diejenigen, die durch Ekel vor dem Essen schwach sind, zum Essen und erhöhen die Blutmenge. Sie füllen stillende Frauen mit sehr reichlich Milch. Sie straffen den Bauch; wenn sie aber in größerer Menge eingenommen werden, lockern sie ihn. Dioskurides sagt, dass sie ungewaschen mit großem Erfolg an diejenigen verabreicht werden, die an Magenproblemen leiden. Zerkleinert mit Salz, heilen sie Verbrennungen, wenn sie angewendet werden, bevor Blasen entstehen. Auf diese Weise heilen sie auch das Heilige Feuer. Gekocht in einem hohlen Behälter und gewürzt wie anderes Gemüse, werden sie mit großem Erfolg an diejenigen verabreicht, die an Erbrechen, Durchfall und Krämpfen leiden. Einige haben sie gegen diesen Zustand mit Milch gekocht.

12. De intibo

Sativis intibis styptica, ut medici aiunt, et austera natura est. ideo et stomacho accommodata sunt et ventrem restringunt cocta maxime et cum aceto data. et thoracis ardores et oculorum epiforas et podagras cum polenta optime leniunt. cardiacis super sinistram papillam ex aceto imposita prodesse certissimum est. radix trita scorpionum plagis medetur, ignes sacros adhibita cum polenta fugat. sucus cum aceto ac rosacio mixtus capitis dolores relevat; iocineris et vesicae vitia cum vino haustus emendat. sanguinem reicientibus itemque geniturae abundantia laborantibus alterno die potandus offertur. omnibus partibus, quae refrigeratione sanandae sunt, cum aceto et cerussa efficaciter sucus inlinitur.

13. De nasturcio

Natura nasturcio caustica est et tamen usum venerium videtur inhibere eadem fortasse ratione qua etiam ruta nimia vi caloris semen genitale consumit. fermento mixtum et appositum furunculos itemque carbunculos provocata suppuratione disrumpit. sucus inlitus capillis fluentibus prodest. idem infusus auribus dolores dentium mitigat. se-

12. *Wegwarte/Zichorie/Chicorée* (*Cichorium intybus L.*)

Garten-Wegwarten sind, wie die Ärzte sagen, adstringierend und von scharfer Natur. Aus diesem Grund sind sie magenfreundlich und straffen den Magen besonders, wenn sie gekocht und mit Essig verabreicht werden. Zu Gerstenbrei hinzugefügt, beruhigen sie sehr gut das Wärmegefühl in der Brust sowie Tränenträufeln und Zehengicht in den Füßen. In Essig getränkt und auf die linke Brust gelegt, ist es ziemlich sicher, dass sie für Herzkranke von Nutzen sind. Die zerkleinerte Wurzel heilt Skorpionstiche und führt bei Verwendung mit Gerstenbrei zur Auflösung der Heiligen Feuer. Der Saft, mit Essig und Rosenöl gemischt, lindert Kopfschmerzen; mit Wein getrunken, heilt er Leber- und Blasenleiden. Er wird denjenigen, die Blut spucken, sowie denjenigen, die unter einem Überschuss an Sperma leiden, jeden zweiten Tag zu trinken gegeben. Der mit Essig und Bleiweiß vermischte Saft wird während des Abkühlens wirksam auf alle zu behandelnden Teile aufgetragen.

13. *Brunnenkresse* (*Nasturtium R. Br.*)

Brunnenkresse ist von verbrennender Natur und scheint in der Tat das sexuelle Verlangen zu hemmen, vielleicht aus dem Grund, dass die Weinraute wegen ihrer übermäßigen Wärmekraft auch (männlichen) Samen vertilgt. Mit Hefe vermischt und aufgetragen, lässt sie Furunkel und Milzbrand platzen, was zu Eiterungen führt. Ihr Saft, aufgetragen, ist vorteilhaft bei Haarausfall. In die Ohren eingeflößt, lindert sie Zahnschmerzen. Die Wirkung ihrer Samen ist

minis maior effectus adeo ut etiam partus necet. cum vino haustum animalia ventris extinguit. venenis serpentium occurrit et fugare eas creditur carbonibus suffumigatum. lienem reprimit in potione cum aceto datum vel cum fico devoratum. sciaticis utilissimum est cum aceto et polenta impositum. lichenas cum melle inlitum purgat. ulcera capitis itemque porriginem cum anserino adipe tergit. alvum purgat ex aquae cyatis quatuor unius denarii pondere propinatum. sorbitionibus mixtum pituitam pectoris solvit. cum lacte caprino coctum dolores pectoris mitigat. a ieiunis ex melle sumptum tussientibus salutare est.

14. De eruca

Calidae quidem non tamen nimium austerae ignitaeque virtutis est eruca. inde venerem maxime stimulat in cibo sumpta et digestiones adiuvat et urinam movet. lactucae quoque optime in cibo iungitur ut rigori par fervor admixtus temperamentum salubre componat. ex vino pota duritiam sensus contra verbera creditur posse praestare. infantibus tussientibus in cibo utilis ⟨est⟩. maculas cuti tollit ex

stark genug, um sogar Föten zu töten. Mit Wein getrunken, lässt sie Tiere verschwinden, die den Bauch befallen. Sie wirkt gegen Schlangengifte und hat den Ruf, Schlangen zur Flucht zu bewegen, wenn sie auf glühenden Kohlen geräuchert wird. Als Getränk mit Essig verabreicht oder mit Feigen eingenommen, bekämpft sie die Schwellung der Milz. Mit Essig und Gerstenbrei aufgetragen, tut sie Menschen mit Hüftschmerzen sehr gut. Mit Honig aufgetragen, eliminiert sie Flechten. Mit Gänsefett angewendet, entfernt sie Kopfgeschwüre und Kopfgrind. Wenn man sie im Gewicht von 1 Denar (1 Denar entspricht hier 1 Skripel) mit 4 Bechern Wasser zu trinken gibt, reinigt sie den Bauch. Mit Getränken gemischt, verdünnt sie die Verschleimung des Brustkorbs. Mit Ziegenmilch gekocht, lindert sie Brustschmerzen. Auf nüchternen Magen mit Honig eingenommen, ist sie gut für diejenigen, die husten.

14. *Rauke/Rucola* *(Eruca sativa Mill.)*

Rauke hat sicherlich eine warme Eigenschaft, aber sie ist dennoch nicht zu bitter und brennend. Daraus folgt, dass Rauke, zu einer Mahlzeit eingenommen, das sexuelle Verlangen stark stimuliert, die Verdauung fördert und zum Urinieren veranlasst. Sie lässt sich auch sehr gut mit Lattichnahrung kombinieren, so dass sie, indem sie ihre Wärme gleichmäßig mit der Kälte des Lattichs mischt, eine vorteilhafte Mischung bildet. Wenn man sie in Wein gelöst trinkt, hat sie den Ruf, dass sie unempfindlich gegen Schläge machen kann. Zusammen mit einer Mahlzeit eingenommen, ist sie vorteilhaft für Kinder, die husten. Wenn sie mit

facie cum melle inlita, lentigines extrahit. radix in aqua decocta extrahit ossa quae fracta sunt. semen ex vino potum scorpionum venena itemque aranei muris excludit. nigras cicatrices cum felle bubulo ad candorem reducit. condituras coquorum tam ipsa quam semen adeo suavissimas reddit ut inde a Graecis euzomon nominata sit.

15. *De pepone*

Melonis usus est quidem gratior, verum difficile concoquitur propter naturalem rigorem. et ideo nonnulli cum aceto sumunt, puleium ei et cepas admiscent, quo nocitura vis frigoris temperetur. pepo in cibo levior. nam detracta cute ac semine abiecto esui datus stomachi compescit ardores, alvum leniter mollit. coctus ex aqua cum oleo, aceto, melle, iocundissime sumitur. caro eius imposita fronti glareantes oculorum epiforas miro modo mitigat. ulcera in modum favi concreta, quae ceria Graeci vocant, trita radice pelluntur. assignatum cortici eius ut maculas ex facie sine signi vestigio detrahat. semen in pulverem versum lomentoque permixtum nitidiorem feminis cutem praestat.

Honig aufgetragen wird, lässt sie Hautflecken im Gesicht verschwinden und entfernt Sommersprossen. In Wasser gekocht, bringt die Wurzel (eingedrungene) Splitter hervor. Der Samen, getrunken mit Wein, verhindert, dass die Gifte von Skorpionen und Spitzmäusen ihre Wirkung entfalten. Wenn sie Rindergalle zugesetzt wird, macht sie dunkle Narben heller. Sowohl die Pflanze als auch der Samen machen die Gewürze der Köche so angenehm, dass sie aus diesem Grund von den Griechen *euzomon* (»gute Brühe gebend«) genannt worden ist.

15. *Wassermelone* (*Citrullus lanatus [Thunb.] Mansfield*)

Wassermelone ist sicherlich recht angenehm in der Anwendung, aber wegen ihrer kalten Natur ist sie schwer verdaulich. Manche Menschen nehmen sie mit Essig ein und mischen sie mit Flohkraut und Zwiebeln, um die schädliche Wirkung der Kälte zu verringern. Wassermelone ist ein recht leichtes Nahrungsmittel, denn wenn man sie zu essen gibt, lindert sie nach dem Entfernen der Rinde und der Kerne Sodbrennen und lockert den Magen sanft auf. In Wasser mit Öl, Essig und Honig gekocht, ist sie sehr angenehm zu essen. Ihr Fruchtfleisch, auf die Stirn gelegt, beruhigt auf erstaunliche Weise Tränenträufeln. Kompakte Geschwüre in Form einer Wabe, welche die Griechen *kerin* (»Wachsgeschwür«) nennen, werden mit ihrer zerkleinerten Wurzel behandelt. Man nimmt an, dass ihre Rinde in der Lage ist, Gesichtsflecken zu entfernen, ohne Spuren zu hinterlassen. Der zu einem Pulver gemahlene und mit Bohnenmehl vermischte Samen macht die Haut der Frauen strahlender.

16. De cucumere

Cucumis et ipse naturae frigidae reperitur, ventrem resolvit, stomacho accommodatus est, quibus anima linquitur odore succurrit. folia eius ex vino trita vulneribus medentur quae caninus morsus impresserit. semen ex dulci vino datum vesicae laboranti facilem praestat urinam. dysentericis ex lacte muliebri acetabuli mensura datum prodest, tritum pari pondere cum cymino etiam purulenta ⟨excreantibus⟩, vitia iocineris expurgat.

17. De carduo

Carduo natura mordax et subaustera est. ideo sucus eius alopecias ex capite depellit; stomachum iacentem, si non avidius sumatur, erigit et recomponit. radix ex aqua decocta cupiditatem bibendi potatoribus subministrat. matrici utilissimus cibus est. ne mirare quod sic a feminis carduus appetatur.

Est et alia causa qua patrocinari feminis possit. nam Glaucias scribit cibum cardui adiuvare ut masculos procreent. mastice carduorum odorem oris commendabilem reddit.

16. Gurke *(Cucumis sativus L.)*

Man findet, dass die Gurke auch von kalter Natur ist, den Magen entspannt und durch ihren Geruch denjenigen hilft, die das Bewusstsein verlieren. Ihre in Wein zerkleinerten Blätter heilen Wunden, die durch einen Hundebiss entstanden sind. Der Samen, mit süßem Wein verabreicht, lässt eine kranke Blase leicht Urin ausscheiden. Für an Ruhr Erkrankte ist sie in der Menge von 1 Schüssel, mit Frauenmilch verabreicht, vorteilhaft. Im gleichen Gewicht wie Kreuzkümmel zerkleinert, ist sie für Menschen mit eitrigem Auswurf von Vorteil und reinigt auch Leberkrankheiten.

17. Gemüseartischocke/Kardy *(Cynara cardunculus L.)*

Die Gemüseartischocke hat einen beißenden und scharfen Charakter. Deshalb vertreibt ihr Saft die Alopezie (Fuchsräude) aus dem Kopf; wenn sie nicht zu gierig gegessen wird, gibt sie einem trägen Magen wieder Kraft und stellt ihn wieder her. Ihre Wurzel, in Wasser gekocht, macht den Gästen Lust zu trinken. Sie ist eine sehr wohltuende Nahrung für die Gebärmutter. Es ist daher nicht verwunderlich, dass Frauen so sehr auf der Suche nach Gemüseartischocken sind.

Es gibt auch einen weiteren Fall, in dem sie angeblich in der Lage ist, Frauen zu helfen. Tatsächlich schreibt nämlich Glaukias, dass das Essen von Gemüseartischocken die Geburt von Knaben fördert. Der Gummi von Gemüseartischocken verleiht einen guten Atem.

Non praeteribo quod de servandis carduis legisse me memini: aceto melle diluto condiuntur, addita radice lasaris et cymino. eiusmodi arte provisum est ne quis omnino sine carduis dies esset.

18. De allio

Magna vis allio, et ideo ex eo est maxima utilitas. omnibus quippe perniciosis hominum malis vehementer resistit. serpentes et scorpiones, itemque alias latentes bestias odore solo fugat; ictibus eorum aeque medetur sive vulneri inlitum sive in potione vel in cibo sumptum. morsui canino cum melle succurrit. tineas et alia ventris animalia in mulso aceto coctum perimit et expellit. siccum cum restibus suis oleoque permixtum, omnes ictus venenatos efficaciter sanat. eodem modo et attritas corporis partes et ulcera in capite manantia quaeque in vesicam tumescunt lenit impositum. peregrinantibus esui datum minime patitur eos aquarum et locorum mutatione turbari. suffito eo feminarum secundas evocari Hippocrates auctor est. suspiriosis quidam per se crudum, aliqui et cum lacte tritum dederunt. Diocles hydropicis cum centaureo miscuit. idem freneticis

Ich werde nicht schweigend übergehen, was ich über die Konservierung von Gemüseartischocken gelesen habe: Sie werden mit Essig versetzt, der mit Honig vermischt wird, wobei eine Silphion-Wurzel und Kreuzkümmel hinzugefügt werden. Auf diese Weise kann man sicherstellen, dass es keinen einzigen Tag ohne Gemüseartischocken gibt.

18. Knoblauch *(Allium sativum L.)*

Knoblauch hat eine große Kraft und ist daher von sehr großem Nutzen. In der Tat wendet er sich energisch gegen alle verderblichen Übel, die Menschen plagen. Er verscheucht allein durch seinen Geruch Schlangen und Skorpione und andere Tiere, die sich verstecken; er heilt die von diesen Tieren zugefügten Wunden, wenn er entweder aufgetragen oder als Getränk oder Mahlzeit verabreicht wird, mit dem gleichen Ergebnis. Er heilt, mit Honig (verabreicht), einen Hundebiss. In süßem Essig gekocht, tötet und vertreibt er Bandwürmer und andere Tiere, die den Bauch befallen. Mit seinen eigenen Resten getrocknet und mit Öl vermischt, heilt er wirksam alle Giftbisse. Auf die gleiche Weise vorbereitet und angewendet, beruhigt er Körperabschürfungen durch Reibung, nässende Geschwüre am Kopf und solche, die sich zu Blasen entwickeln. Er wird Reisenden zu essen gegeben und verhindert, dass sie durch Wasser- und Ortswechsel gestört werden. Laut Hippokrates bringt Behauchung mit ihm die Nachgeburten der Frauen hervor. Einige gaben ihn so, wie er war, roh, an Menschen, die unter Atemnot leiden, andere zerkleinerten ihn mit Milch. Diokles mischte ihn mit Tausendgüldenkraut für die

elixum dedit. Praxagoras allio ita usus est contra morbum regium in potione vini.

Viride cum coriandro et fico datum, alvum mollire perhibetur. tussim et suppurationes pectoris mitigat in faba coctum. elixum inlitumque temporibus dolori capitis opitulatur. aurium doloribus sucus cum adipe anserino tepefactus infunditur. raucitatem vocis emendat in pisa aut in faba sumptum; et, quod ad vocem attinet, coctum crudo, elixum sicco, utilius existimatur. tenesmo ex pulte coctum medetur. tumores suspectos ex adipe dissolvit.

19. De papavere

Capita eius et folia decocta meconion faciunt, medicamentum contra ea corporis vitia quae medio rigore sunt sananda. sucus cum rosacio mixtus dolorem aurium mitigat. folia decocta et cum rosacio trita morbis articularibus optime inlinuntur. aqua foveri, in qua papaverum capita decocta sunt, vigilia morbo laborantibus, itemque ex epifora lippientibus prodest. semen tritum cum aceto et melle non modicam tumentibus opem praestat. cortex cauliculorum contusus et redactus in pulverem mellique permixtus sordidis vulneribus utiliter imponitur.

(von Tollwut befallenen) Wasserscheuen. Derselbe gab ihn Wahnsinnigen als Elixier. Praxagoras verwendete ihn so mit Wein gegen Gelbsucht.

Frisch mit Koriander und einer Feige verabreicht, entspannt er den Magen. Mit Bohnen gekocht, beruhigt er Husten und Eiterungen in der Brust. Gekocht und auf die Schläfen aufgetragen, hilft er gegen Kopfschmerzen. Der Saft wird lauwarm mit Gänsefett in die Ohren eingeträufelt, wenn sie schmerzen. Mit Erbsen oder Bohnen eingenommen, heilt er Heiserkeit; und was die Stimme betrifft, so wirkt er eher gekocht günstig denn roh, eher als Elixier denn trocken. In Mehlbrei gekocht, heilt er Tenesmus (Stuhlzwang). Mit Fett löst er verdächtige Tumore auf.

19. *Schlafmohn* *(Papaver somniferum L.)*

Seine Köpfe und Blätter ergeben gekocht *mekonion*, ein Medikament, das Krankheiten heilt, die mit mäßiger Kälte behandelt werden müssen. Sein Saft, gemischt mit Rosenöl, lindert Ohrenschmerzen. Gekocht und mit Rosenöl zerkleinert, eignen sich seine Blätter hervorragend zur Anwendung bei Gelenkerkrankungen. Ein Erwärmen mit Wasser, in dem Schlafmohnköpfe gekocht wurden, ist vorteilhaft für diejenigen, die krankheitsbedingt unter Schlaflosigkeit leiden, und für diejenigen, die wegen Tränenträufelns unter Triefäugigkeit leiden. Sein Samen, mit Essig und Honig zerkleinert, ist bei einer Schwellung nicht wenig hilfreich. Die Rinde der Stängel, zerkleinert, pulverisiert und mit Honig vermischt, wird als ein gutes Pflaster auf schmutzige Wunden aufgelegt.

Est et silvestre modici capitis et non ita fruticis elati, quod miro usu faucibus in tumore positis asperatas arterias sanat. fit ex eo medicamentum quod medici auctore Chrysippo diacodion vocant.

20. *De satureia*

Satureiae calida vis et prope ignita est. unde illi et nomen inditum credunt quod pronos faciat in venerem. ideo et gravidae prohibentur eam in cibo sumere. nam trita et ventri superposita partus etiam mortuos pellit. urinam movet ex vino pota. lethargicos letaliter dormientes excitat capiti eorum cum aceto frequenter infusa. stomachum nausiantem vel in ovo sumpta vel pota confirmat. contra animalia, quae aculeatis ictibus saeviunt, non inutiliter adhibetur.

21. *De porro*

Porro capitato ad multa corporis vitia Hippocrates usus est. sucum eius sanguinem reicientibus etiam solum bibendum dedit, quamvis ceteri cum galla vel turis farina dandum censuissent. vulvas contractas eodem suco resolvit. ipsum

Es gibt auch wilden Mohn mit einem kleinen Kopf und einem nicht so hohen Stängel, der wundersam die Luftröhre heilt, wenn die Kehle geschwollen ist. Aus diesem Mohn wird ein Medikament hergestellt, das Ärzte nach Chrysippos als *dia kodion* (»durch Mohn«) bezeichnen.

20. *Bohnenkraut* *(Satureja hortensis L.)*

Bohnenkraut ist heiß und fast brennend. Es wurde danach benannt, glaubt man, dass es Menschen anfällig für sexuelles Verlangen machen würde. Aus diesem Grund ist es Schwangeren auch verboten, es zu den Mahlzeiten zu essen. In der Tat verursacht es, zerkleinert und auf den Bauch gelegt, eine Abtreibung toter Föten. Mit Wein getrunken, lässt es urinieren. Häufig mit Essig auf den Kopf geschüttet, weckt es die Lethargiker, die einen Todesschlaf halten. Zusammen mit einem Ei gegessen oder getrunken, stärkt es einen übelkeitsempfindlichen Magen. Es wird nicht unnütz gegen Tiere eingesetzt, deren Stiche stark plagen.

21. *Lauch* *(Allium porrum L.)*

Hippokrates verwendete den Kopflauch zur Heilung vieler Krankheiten. Er gab seinen Saft sogar denjenigen, die Blut spuckten, pur zu trinken, obwohl alle anderen der Meinung waren, dass er mit Gallapfel oder Weihrauchpulver verabreicht werden sollte. Mit diesem Saft entspannte er kontrahierte Vulven. Er war auch der Meinung, dass Lauch, zu ei-

etiam in cibo sumptum fecunditati plurimum adquirere existimavit.

Purgat ulcera ex melle contritus. in sorbitione ptisanae datus distillationes itemque tussim, thoracis, arteriae pulmonisque vitia compescit; vocem purgat, venerem stimulat, somnos adducit. capita bis aqua mutata cocta molliunt alvum. eadem aqua cum vino pota restringit. sectivus (eius) profluvium sanguinis sistit, et maxime in naribus, si cum manna turis aut galla contritus atque inlitus inhaerescat. ex abortu plus iusto sanguinem profluentem detinere potus solet.

Dioscorides ad eandem causam profluvii septem seminis scripulos cum myrti bacis pari pondere in potione dandos putat. contra ictus venenatos vel cum mero vel cum aqua mulsa sucus datus prodest. sed et folia contrita cum melle vulneribus apposita non minus profuerunt. eodem suco plerique cum lacte muliebri veterem tussim atque pulmonis vitia sanarunt. aurium quoque dolores cum felle caprino vel pari mensura mulsi compescuerunt. profuit multis in dolore capitis, cum dormitum ire cupissent, idem sucus sive auribus sive naribus cum parte tenia mellis infusus. ita idem lumborum dolores ex vino mitiores facit. sanguinem excreantibus, pthisicis, etiam distillationibus vetustissimis

ner Mahlzeit eingenommen, die Fruchtbarkeit sehr stark steigert.

Mit Honig zerkleinert, reinigt Lauch Geschwüre. In einem Trank aus Gerstengrütze verabreicht, heilt er Katarrhe und Husten, Erkrankungen der Brust, der Luftröhre und der Lunge; er klärt die Stimme, erregt das sexuelle Verlangen und bringt Schlaf. Die Köpfe, die zweimal in Wasser gekocht werden, entspannen den Unterleib. Dieses mit Wein getrunkene Wasser strafft. Schnittlauch bringt Blutungen zum Stehen, vor allem in der Nase, wenn er mit Weihrauchkörnern oder mit Gallapfel zerstoßen wird, und wenn er aufgetragen wird, haftet er an den Nasenlöchern. Als Trank beendet er in der Regel übermäßige Blutungen nach einem Schwangerschaftsabbruch.

Dioskurides ist der Meinung, dass im gleichen Fall von Blutungen 7 Skripel Samen mit der gleichen Menge Myrtenbeeren zu trinken gegeben werden sollten. Der Saft, entweder mit reinem Wein oder mit Mulsum verabreicht, wirkt wohltuend gegen Giftstiche. Die Blätter, mit Honig und auf Wunden aufgetragen, erwiesen sich als ebenso vorteilhaft. Die meisten haben chronischen Husten und Lungenbeschwerden mit diesem Saft unter Zusatz von Frauenmilch geheilt. Mit diesem Saft, der zu gleichen Teilen mit Ziegengalle oder süßem Wein versetzt wird, setzen sie auch den Ohrenschmerzen ein Ende. Dieser Saft, mit einem Drittel Honig versetzt und entweder in die Ohren oder in die Nasenlöcher eingeträufelt, war für viele Menschen, die Kopfschmerzen hatten, von Vorteil, wenn sie schlafen gehen wollten. Dieser Saft mit Wein lindert auch Schmerzen im unteren Rückenbereich. Für diejenigen, die Blut ausspucken, für die Schwindsüchtigen und auch für

vel ex ipso cibus utilissime datur vel sucus in potione miscetur. in cibo sumptus plurimum prodest contra venena fungorum. fracturas alligat, duritias relaxat, vulnera recentia cum sale appositus statim claudit, ebrietates discutit, venerem stimulat, sitim sedat, ventrem mollit. vocem adiuvat, astipulante Nerone, qui porro debuit quotiens bene cantavit.

22. *De ocimo*

De virtute ocimi penes medicos opinio incerta est. nam qui auctore Chrysippo criminantur haec eius vitia percensent, quod sit stomacho inutile, quod oculos hebetet, quod insaniam faciat, iecori obsistat et ideo capram genus hoc herbae numquam omnino contingere. addunt praeterea, si tritum lapide contegatur, scorpiones gigni; conmanducatum et in sole positum vermes creare, pediculos etiam nutrire.

Afris putant hoc esse persuasum, si quis eo die quo ocimum sumpserit a scorpione feriatur, non posse salvari. sed qui in diversa opinione sunt haec falso tradita asseverant.

diejenigen, die schon sehr lange eine Erkältung haben, wird eine lauchbasierte Diät verabreicht, mit ausgezeichneten Ergebnissen, oder der Saft wird mit einem Getränk vermischt. Zu einer Mahlzeit eingenommen, ist er sehr vorteilhaft gegen giftige Pilze. Er verbindet gebrochene Knochen; er lockert Steifheit; mit Salz auf neuere Wunden aufgetragen, heilt er diese sofort; er löst Trunkenheit auf; er erregt das sexuelle Verlangen; er löscht den Durst; er entspannt den Bauch. Er verbessert die Stimme: (Kaiser) Nero bestätigte dies, da er jedes Mal, wenn er gut sang, es dem Lauch verdankte.

22. *Basilikum* *(Ocimum basilicum L.)*

Ärzte haben keine klare Meinung über die Eigenschaft des Basilikums. In der Tat führen diejenigen, die unter dem Einfluss von Chrysippos kritisch mit ihm umgehen, seine Mängel auf, die ihnen zufolge folgende sind: Es ist schädlich für den Magen, schwächt die Augen, verursacht Wahnsinn und schädigt die Leber; deshalb rührt die Ziege diese Art von Kraut überhaupt nicht an. Man sagt auch, dass Skorpione geboren werden, wenn es nach dem Zerkleinern unter einem Stein versteckt wird; wenn es gekaut und in die Sonne gelegt wird, bringt es Würmer zur Welt und ernährt auch Läuse.

Manche glauben, dass Afrikaner davon überzeugt sind, dass jemand, der an dem Tag, an dem er Basilikum genommen hat, von einem Skorpion gestochen wird, nicht gerettet werden kann. Diejenigen, die eine andere Meinung vertreten, sagen jedoch, dass dies zu Unrecht berichtet wird.

quin immo stomacho prodest quod inflationes eius ructuando dissolvit coctum ex aceto sumptum; reprimit alvum fluentem. semen tritum haustumque naribus sternutamenta compescit; verrucas tollit atramento sutoricio temperatum.

23. *De nepeta*

Nepetam Graeci calamintham vocaverunt, nostri vulgo nepetam dicunt. magnae virtutis et vehemens in calore est. unde etiam nobilissimis antidotis meruit ascribi, e quibus unum quod hodieque diacalaminthes a medicis praedicatur publicandum putavi: nepetae unciae VI, petroselini unciae VI, seselis unciae VI, puleii unciae VI, thymi scripuli XII, apii seminis scripuli XII, ligustici unciae II, piperis unciae VI; omnia tunsa, creta, melli optimo mixta diutissime subiguntur. digestionem facit, stomacho et praecordiis utile est, et pituitas thoracis ac capitis dissolvit ac purgat, iecori medetur, duritiam lienis infringit, calculos pellit, urinam citat, admonet menstrua feminarum. hoc antidotum Galenus polietis inscribit, quod putat tam salutare ut plurimis annis vitam hominum possit extendere.

Im Gegenteil, es ist für den Magen vorteilhaft, denn wenn es in Essig gekocht eingenommen wird, löst es Schwellungen auf, indem es ihn zum Aufstoßen bringt; es strafft einen schlaffen Magen. Der Samen, zerkleinert und eingenommen, beendet das Niesen; gemischt mit Schusterschwärze lässt er Warzen verschwinden.

23. *Bergminze* *(Clinopodium nepeta [L.] Kuntze)*

Die Griechen nannten Bergminze *kalaminthe*, aber unsere Leute nennt sie gemeinhin *nepeta*. Sie hat große Kraft und große Wärme. Sie verdient es daher, unter den berühmtesten Antidoten zitiert zu werden, von denen ich der Meinung war, dass nur eines jedem zur Verfügung gestellt werden sollte – dasjenige, das Ärzte auch heute noch *dia kalaminthes* (»durch Bergminze«) nennen: 6 Unzen Bergminze, 6 Unzen Petersilie, 6 Unzen Bergfenchel, 6 Unzen Flohkraut, 12 Skripel Thymian, 12 Skripel Selleriesamen, 2 Unzen Liebstöckel, 6 Unzen Pfeffer; das alles wird zerdrückt, gesiebt, mit einem Honig von ausgezeichneter Qualität vermischt und sehr lange bearbeitet. Dieses Mittel fördert die Verdauung, ist gut für den Magen und die im Brustkorb enthaltenen Organe, löst sich auf und lässt die Verschleimung des Brustkorbs und des Kopfes verschwinden, heilt die Leber, bricht die Verhärtung der Milz, beseitigt Steine, lässt die Frau urinieren und bewirkt den Menstruationsfluss. Galen nennt dieses Antidot *polietis*, weil er glaubt, dass es so vorteilhaft ist, dass es das Leben von Menschen um viele Jahre (griechisch: *polyetes*) verlängern kann.

24. *De menta*

De menta quoque quae potuimus adnotare subiecimus. labentem animum odoris efficacia recreat. stomacho nihil concupiscenti fastidium detrahit. sanguinem excreantibus in sorbitione ptisanae optime propinatur. in dolore capitis contuse temporibus inlinitur. instillari auribus sucum cum aqua mulsa utile est in dolore. aridae pulvis tribus digitis apprehensus et cum aqua calida in potione datus omnem stomachi detergit iniuriam. eadem res etiam ventris animalia interficit.

25. *De feniculo*

Calidam vim feniculo insitam non tamen simplicem sed cui etiam austeritas mixta sit gustus ostendit, et multa praeterea per quae vel solvendi vel extenuandi vel etiam siccandi exprimit potestatem. traditum in libris et serpentes annuam senectutem feniculi gustatione deponere et oculorum galiginem suco eius excludere. unde intellegi datum est easdem virtutes et corporibus humanis utiles esse, sicuti postea experimenta docuerunt. sucus ergo cum melle Attico mixtus vetustissimam licet galiginem discutit. au-

24. *Minze* *(Mentha L.)*

Wir haben auch hinzugefügt, was wir über die Minze bemerkt haben. Ihr starker Geruch macht erholt, wenn man ohnmächtig wird. Wenn ein Magen keinen Appetit hat, nimmt sie den Ekel vor dem Essen weg. Sie wird denjenigen, die Blut gespuckt haben, mit ausgezeichneten Ergebnissen in einem Trank aus Gerstengrütze zu trinken gegeben. Bei Kopfschmerzen wird sie nach dem Zerdrücken auf die Schläfen aufgetragen. Bei Ohrenschmerzen ist es vorteilhaft, den Saft mit Mulsum einzuflößen. Eine Prise trockenes Minzenpulver, das als Getränk mit heißem Wasser verabreicht wird, lässt alle Magenschmerzen verschwinden. Mit diesem Mittel werden auch Tiere entfernt, die den Magen befallen.

25. *Fenchel* *(Foeniculum vulgare Mill.)*

Dass die dem Fenchel innewohnende Wärmekraft nicht seine einzige Eigenschaft ist, sondern dass er auch einen bitteren Geschmack und viele Eigenschaften hat, durch die er seine Fähigkeit zum Ausdruck bringt, ihn entweder zu lockern oder dünnflüssig zu machen oder auszutrocknen, kann man sehen, wenn man ihn kostet. In den Büchern wird erwähnt, dass sich die Schlangen jedes Jahr durch den Verzehr von Fenchel häuten und dass sie durch seinen Saft Augentrübung verhindern. Daraus haben wir gelernt, dass diese Eigenschaften auch für den menschlichen Körper von Vorteil waren, wie uns die Erfahrung später lehrte. So vertreibt sein Saft, vermischt mit attischem Honig, selbst die

ribus purulentis idem sucus infunditur. vermiculos etiam, qui in isdem nascuntur, interficit. radix in ptisana data laxat renum densitatem. hydropicis ex vino pota succurrit. veretro laborantibus ex vino cocta fomentum perquam utile subministrat. ipsa cum oleo trita eidem causae medetur. tumores et quae ictu vel repentina indignatione commota sunt folia ex aceto trita dissolvunt.

Adversum ictus scorpionum itemque serpentium optime semen ex mero sumitur. simili modo temperatura venerem stimulat, urinam ciet, sistit alvum, pulmonis et iocineris iniurias abigit, abundantiam lactis puerperis praestat; ex aqua tritum nausiam sedat, stomachum dissolutum astringit nec est illud periculum etiam si in febre sumatur. vulnera dentis canini cum melle inlitum purgat et sanat.

26. *De holisatro*

Scorpionum ictibus et morsui canis semen eius ex vino datum occurrit. in mulso decoctum atque potum difficultatibus urinae medetur. tormenta ventris et ceteras intestinorum querelas eodem modo sanat. radix in vino decocta cal-

älteste Augentrübung. Dieser Saft wird in eitrige Ohren eingeträufelt. Er tötet auch die Würmer, die dort geboren werden. Die Wurzel, die in Gerstengrütze verabreicht wird, lindert Stauungen in den Nieren. Mit Wein getrunken, kommt er Wassersüchtigen zur Rettung. Mit Wein gekocht, bietet er eine Beruhigung, die für diejenigen, die an sexuellem Verlangen leiden, äußerst wohltuend ist. Die Pflanze selbst, mit Öl zerkleinert, heilt diesen Befall. Die in Essig zerkleinerten Blätter heilen Schwellungen und Stellen, die von einem Schlag oder einer plötzlichen Reizung betroffen sind.

Der Samen, mit reinem Wein eingenommen, ist ein sehr gutes Gegenmittel gegen Skorpion- und Schlangenstiche. Auf eine solche Weise gemischt, erregt er das sexuelle Verlangen, veranlasst zum Harnlassen, strafft den Magen, wehrt Schäden an Lunge und Leber ab und versorgt junge Mütter mit reichlich Milch; in Wasser zerkleinert, beruhigt er Übelkeit, strafft einen schlaffen Magen und ist ungefährlich, selbst wenn er während eines Fiebers eingenommen wird. Mit Honig aufgetragen, reinigt und heilt er Wunden, die durch einen Hundebiss entstanden sind.

26. *Schwarze Gelbdolde / Schwarzer Liebstöckel* *(Smyrnium olusatrum L.)*

Ihr Samen, der mit Wein verabreicht wird, bekämpft Skorpionstiche und Hundebisse. In mit Honig vermischtem Wein abgekocht und getrunken, heilt sie Probleme beim Urinieren. Auf diese Weise verabreicht, heilt sie Koliken und alle anderen Darmbeschwerden. Die Wurzel, in Wein

culos pellit. lateris et lumborum doloribus eadem potione succurritur. sucus algentibus propinatus exoptatum calorem per membra diffundit.

27. De cepa

De virtute ceparum inter medicos nonnulla diversitas est: Dioscorides putat ex cibo earum sitim accendi, inflationes fieri, caput praegravari. Galenus existimat his demum qui felliti videantur esse contrarias, ceterum flegmate laborantibus etiam utiles asseverat. Asclepiadi videtur ceparum usus perquam necessarius et firmitatem valitudinis obtinere qui eas ieiuni cotidie sumpserint. credit et stomacho cibum salutarem, videlicet illa ratione quod spiritus agitet. praeter haec peculiare cepis attributum putat ut quotienscumque edentur gratiam nobis boni coloris adquirant.

Somnum cepas adiuvare, alvum mollire consensu omnium creditum. medentur oris ulceribus, si cum pane manducantur. morsus caninos virides ex aceto inlitae sanant. siccae quoque cum melle contusae contra morsus eosdem pari virtute subveniunt. ad eandem causam ex vino et melle

gekocht, stößt Steine aus. Dieses Getränk hilft bei Seiten- und Lendenschmerzen. Der Saft, der getrunken wird, wenn man unter Kälte leidet, verbreitet die gewünschte Wärme in den Gliedmaßen.

27. *Zwiebel/Küchenzwiebel* (*Allium cepa L.*)

Unter Ärzten gehen die Meinungen über die Eigenschaften von Zwiebeln auseinander: Dioskurides glaubt, dass der Verzehr von Zwiebeln Durst, Blähungen und Schweregefühl im Kopf verursacht. Galen ist der Meinung, dass sie nur für diejenigen kontraindiziert sind, die gallehaltig erscheinen, aber er versichert andererseits, dass sie sogar für diejenigen vorteilhaft sind, die an einer Schleimstörung leiden. Dem Asklepiades scheint die Verwendung von Zwiebeln eine äußerst große Notwendigkeit zu sein, und diejenigen, die täglich auf nüchternen Magen Zwiebeln genommen haben, erwerben nach seinen Worten eine solide Gesundheit. Er glaubt, dass sie ein gesundes Nahrungsmittel auch für den Magen ist, zweifellos aus dem Grund, dass sie den Geist anregt. Er glaubt auch, dass Zwiebeln die Besonderheit haben, dass sie uns den Reiz eines schönen Teints verleihen, wenn wir sie essen.

Alle sind sich einig, dass Zwiebeln den Schlaf fördern und den Magen entspannen. Sie heilen Mundgeschwüre, wenn sie mit Brot gekaut werden. Frische, mit Essig eingeriebene Zwiebeln heilen Hundebisse. Auch trockene, mit Honig zerkleinerte Zwiebeln, haben die gleiche Kraft, gegen diese Bisse zu helfen. In einem solchen Fall wird angeordnet, dass sie, in Wein und Honig gekocht, auf die Wun-

decoctas iubent vulneribus imponi nec nisi post tertium diem solvi. Dioscorides cum cepa salem et rutam caninis morsibus suadet imponi. instillatus auribus sucus cum lacte mulieris prohibet dolorem. quidam illum repente obmutescentibus ex aqua bibendum dederunt. conluendis dentibus frequenter assumptum integros eos servare praesumitur. tardantibus menstruis feminarum non inutile est vel ipsas in cibo offerre vel sucum ex vini potione miscere. idem sucus et caput optime purgat, si modo patienter naribus fuerit attractus, et cum adipe gallinae trituras pedum mitigat quas calciamenta fecerunt.

Fluxu ventris laborantibus profuit coctas eas in cibo sumptas oleo prius tingere, scilicet ad mitigandos morsus quos in eiusmodi causis necesse erit experiri. alopecias tunsis cepis infricare inter efficacia remedia compertum est. Galenus affirmat citius ex his nasci capillos quam si alcyonio quis utatur.

28. De anetho

Anetho etsi calida vis traditur, non est tamen plurimum fervens nec austera, verum habet aliquam in se etiam molliendi potestatem, si Graecis auctoribus credimus, etiam nutriendi: nullum denique athletarum cibum sine anetho esse patiuntur. aegrotantibus prodest cum ex oleo tepefac-

den gelegt und erst nach dem dritten Tag entfernt werden. Dioskurides rät, Salz und Zwiebel auf die Hundebisse zu streuen. Zwiebelsaft, mit Frauenmilch in die Ohren eingeträufelt, bekämpft Schmerzen. Manche haben ihn bei plötzlichem Verstummen in Wasser zu trinken gegeben. Wenn er häufig zur Zahnreinigung eingenommen wird, soll er die Zähne intakt halten. Bei der verzögerten Menstruation von Frauen ist es nicht unwirksam, Zwiebeln zum Essen zu geben oder ihren Saft in Wein zu mischen. Dieser Saft reinigt den Kopf sehr gut, zumindest, wenn er lange Zeit erstickt war, und gemischt mit Hühnerfett lindert er die durch Schuhe verursachten Schwielen an den Füßen.

Es hat sich für diejenigen, die an Bauchfluss (Durchfall) leiden als vorteilhaft erwiesen, gekochte Zwiebeln vor den Mahlzeiten in Öl einzuweichen, um die Schmerzen, die bei solchen Beschwerden unvermeidlich sind, zu lindern. Es ist bekannt, dass das Einreiben der von Alopezie (Fuchsräude) betroffenen Stellen mit zerdrückten Zwiebeln eines der wirksamen Heilmittel ist. Galen sagt, dass das Haar bei Verwendung von Zwiebeln auf diese Weise schneller nachwächst als bei Verwendung von Alcyonium (Seeschaum).

28. Dill (Anethum graveolens L.)

Obwohl dem Dill traditionell eine warme Eigenschaft zugeschrieben wird, ist er doch nicht besonders scharf oder bitter; er hat auch eine erweichende Eigenschaft, wenn wir den griechischen Autoren glauben, auch eine nährende Eigenschaft: Infolgedessen erlauben sie Athleten keine Nahrung ohne Dill. Er ist nützlich für Kranke, wenn wir ihn

tum cerebro infunditur. creditur dare illis aliquas et febris indutias, mitigat capitis dolores, nervorum tensuras relaxat, non dormientes ad spem quietis invitat. stomachi querelas coctum in aquae cyatis tribus potum miro modo relevat. ructus indicio est per quem intellegere datur aperta omnia quae clausa torquebant. digestiones adiuvat. ideo ventrem videtur inhibere. intestinis laborantibus et ventris dolori, vel ex aqua, datum in potione succurrit. tritae radices et impositae fervoribus medentur oculorum. cinis eius suspendit uvam faucibus ingravescentem. radicum acrior cinis est, adeo ut curentur ex eo et caro crescens et sordidum vulnus et quae serpere incipiunt. semen fervefactum admotumque naribus singultire non patitur.

29. *De sinapi*

Pythagoras, inter ea quae propter virtutem et efficaciam laudat, primum sinapi locum assignat. cuius naturam medici volunt esse thermanticam, hoc est caloratam, leptynticam, quae quod invenit extenvet, epispasticam, quae quod comprehendit adducat. merito ergo sucus eius in quo omnis virtus est constituta tantis tamque numerosis corpo-

lauwarm in Öl über den Kopf laufen lassen. Man glaubt, dass er einige Unterbrechungen des Fiebers verursacht; er beruhigt Kopfschmerzen, entspannt die Anspannungen der Sehnen und beschäftigt diejenigen, die keine Hoffnung auf Ruhe haben. Wenn er in 3 Bechern Wasser gekocht getrunken wird, lindert er Magenbeschwerden auf erstaunliche Weise. Ein Aufstoßen ist das Zeichen, durch das uns zu verstehen gegeben wird, dass alle Passagen, die uns leiden ließen, weil sie geschlossen waren, geöffnet wurden. Er hilft bei der Verdauung. Deshalb scheint er auf den Magen zu wirken. Wenn man ihn etwa in Wasser trinkt, hilft er denjenigen, die unter Darm- und Magenschmerzen leiden. Die zerkleinerten Wurzeln, die auf entzündete Augen gelegt werden, heilen diese. Seine Asche hält ein schwer gewordenes Gaumenzäpfchen schwebend in der Kehle. Die Asche aus den Wurzeln hat eine stärkere Wirkung, so dass Granulationen (Auswüchse), eine schmutzige Wunde und alles, was zu eitern beginnt, mit ihr geheilt werden. Wenn der erhitzte Samen nahe an die Nasenlöcher gebracht wird, verhindert dies Schluckauf.

29. *Senf* *(Sinapis L.)*

Unter den Pflanzen, die Pythagoras für ihre Eigenschaft und Effizienz lobt, gibt er Senf den ersten Platz. Ärzte behaupten, dass seine Natur *thermantica*, also wärmend ist, *leptyntica*, weil er verdünnt, was ihm begegnet, und *epispastica*, weil er zusammenzieht, was er ergreift. Es ist daher richtig, dass sein Saft, in dem sich all seine Eigenschaften befinden, Hilfe gegen so viele schwere Krankheiten

rum vitiis praestat auxilium: sensus acuit, alvum mollit, urinam ciet, menstruis imperat, calculos frangit, caput purgat nunc palato gargarizatus ut pituita crassior profluat, nunc admotus naribus ut sternutamento strictura solvatur. stomacho contra omnia querelarum genera succurrit. suspiriosis flegmate dissoluto liberos hauriendi aeris praestat meatus. serpentium ictibus et scorpionum cum aceto tritum inlinitur. non inutilis cibus est contra venena fungorum.

Positum extrinsecus cutem vi caustica exulcerat, raro medicis ad eiusmodi remedia venientibus, quoniam paene intolerabilem suscitat ustionem nec nisi in magnis ac vetustissimis causis tam saeva tormenta subeunda sunt. sed hoc genere tormenti et humor capitis avertitur qui caecitatem oculis comminatur quique stomacho atque pulmoni acer instillatus letaliter ad pthisim praestruit. et coxae dolores per vesicas et pustulas digeruntur et splenis tumor solvitur et iocineris indignatio relaxatur et hydropicis innatans humor iam non reversurus hauritur. aiunt et lethargicos excitari, si pedes eorum simul tritis sinapi et fico arida perfricentur.

Nos interim de suco locuti sumus qui semine exprimitur, admixtus scilicet nunc aquae, nunc melli, si usus exege-

bietet: Er schärft die Sinne, lockert den Magen, löst das Urinieren aus, provoziert die Menstruation, bricht Steine und reinigt den Kopf, nachdem er abwechselnd auf Höhe des Gaumens gegurgelt wurde, so dass der fettere Schleim abfließt, und nahe an die Nasenlöcher gebracht wurde, so dass die Verkrampfung durch Niesen gelöst wird. Er hilft dem Magen gegen alle Arten von Beschwerden. Indem er den Schleim auflöst, befreit er bei Menschen, die unter Atemnot leiden, die mit Luft gefüllten Gänge. Mit Essig zerkleinert, wird Senf auf Wunden aufgetragen, die durch Schlangen und Skorpione verursacht wurden. Als Nahrungsmittel ist er nicht unwirksam gegen Pilzgifte.

Äußerlich angewendet, reizt er die Haut durch seine ätzende Kraft: Ärzte kommen selten mit solchen Mitteln, da es eine fast unerträgliche Verbrennung verursacht und solche wilden Qualen nur in schwierigen und sehr alten Fällen toleriert werden können. Aber durch diese Art von Quälerei lenkt man den Saft vom Kopf ab, der die Augen mit Blindheit bedroht, und von dem, was in die Speiseröhre und die Lungen strömt und tödlich für Schwindsucht (Tuberkulose) anfällig macht. Andererseits zerstreut er die Schmerzen der Hüfte durch Blasen und Bläschen (die er verursacht); er löst die Schwellung der Milz auf; er vermindert die Reizung der Leber; auch der in den Wassersüchtigen vorhandene Saft wird unterdrückt, so dass er nicht zurückkehrt. Man sagt, dass Lethargiker geweckt werden, wenn ihre Füße mit Senf, der mit einer trockenen Feige zerkleinert wurde, eingerieben werden.

Wir haben zunächst vom Saft gesprochen, der aus dem Samen extrahiert wird, gemischt, und zwar manchmal mit Wasser, manchmal mit Honig, je nach Bedarf. Aus dem

rit. est et aliud qui ex caule colligitur: hic cum inaruerit, lacteam facit guttam, utilem dentibus si in dolore mandatur. elegans ex eo velut antidotum Plinius tradit. nam semen sinapis eiusdemque radices in musto contineri iubet. hoc colatum putat dandum vitiis faucium, stomachi, capitis, oculorum; potioni modum statuit quantum manus plenae mensura concludit. fit ex sinapi oleum semine infuso, lumborum doloribus et nervis torpentibus necessarium.

30. *De brassica*

Cato tradit populum Romanum sexcentis fere annis medicina brassicae usum. nondum enim in urbem commeaverant medici, qui in artem redegerunt quemadmodum magno sanitas constaret et peregrina pigmenta secum attulerunt ut illis imponerent pretia quae vellent. ceterum militares viri gloriosas cicatrices gratuito holere curabant, eodem horto usi ad salutem dum illos pascit et sanat.

Ponam primo in loco medicamentum re vera ita appellandum Catonis antidotum, quod ille ex brassica componendum putavit dolori capitis, oculorum galigini, stomacho et praecordiis profuturum. crudam cum coriandro et ruta et menta et radiculis siebis, ex aceto et melle conteri

Stängel erhält man noch etwas anderes: Er produziert einen milchigen Tropfen, der, wenn er gekaut und getrocknet ist, bei Zahnschmerzen wirksam ist. Der gebildete Plinius berichtet, dass daraus eine Art Antidot gewonnen wird. In der Tat empfiehlt er die Konservierung des Senfkorns sowie seiner Wurzeln in Most. Er ist der Meinung, dass dieses Präparat, einmal gesiebt, gegen Erkrankungen von Hals, Magen, Kopf und Augen gegeben werden sollte; er legt die zu trinkende Menge fest, die eine volle Hand enthält. Aus eingeweichten Senfkörnern wird ein Öl hergestellt, das gegen Rückenschmerzen und Taubheit der Muskeln nützlich ist.

30. *Kohl* *(Brassica oleracea L.)*

Cato (der Ältere) berichtet, dass das römische Volk fast 600 Jahre lang Kohl als Heilmittel verwendete. Tatsächlich waren noch keine (griechischen) Ärzte in die Stadt (Rom) gekommen und hatten auch noch nicht eingeführt, die von ihnen gewünschten Preise (für ihre Behandlungen) durchzusetzen. Vielmehr behandelten erfahrene Soldaten ihre glorreichen Narben gratis mit Gemüse und nutzten den Garten, der sie ernährte und pflegte, um sich gesund zu halten.

Ich möchte zunächst das Medikament erwähnen, das man eigentlich Cato-Antidot nennen müsste. Er nämlich war es, der die Zusammensetzung mit Kohl zur Linderung von Kopfschmerz, Augentrübung, Magen und Organen im Brustkorb entwickelt hat. Er empfiehlt, rohen Kohl in Essig und Honig mit Koriander-, Weinrauten-, Minze- und

iubet ac mane ieiunis duorum acetabulorum mensura propinari. ceterum brassica hoc modo curat: vulneribus non solum recentibus verum etiam veteribus, canceratis quoque, si prius aqua calida fota sint, crudam contritam bis die imponi ⟨iubet⟩. et impetigines credit hoc modo tritam sine ulceratione sanare. podagrae atque articularibus morbis cum ruta et coriandro et hordei farina et salis mica utiliter admoveri putat, fistulas itemque luxata discutere, tumores aut evocare aut spargere impositam, insomnia ac vigilias compescere si decocta cum sale et oleo ieiunis in cibo detur, decoctae aquam in fomento nervis articulisque prodesse. eius qui brassicam ederit urinam servari iubet; quam calefactam nervis utilem asseverat. pueros etiam numquam debiles fieri si ex ea urina frequenter laventur.

Hactenus de Catone, nunc ad medicos transeamus; ex quibus Chrysippus peculiarem brassicae librum dicavit omnium membrorum ex ea remedia continentem. eius et ceterorum de brassica haec opinio est. cibus eius assiduus galiginem discutit, concoctioni prodest, purgationem feminis excitat, copiam lactis infundit. semicruda alvum resolvit, bis cocta constringit. cruda ex aceto sumpta spleneti-

Silphion-Wurzeln zu zerkleinern und morgens auf nüchternen Magen eine Dosis von 2 Bechern zu trinken. Im Übrigen heile Kohl auf folgende Weise: Er empfiehlt, rohen, zerdrückten Kohl zweimal täglich auf Wunden aufzutragen, nicht nur auf frische, sondern auch auf alte und sogar eiternde, wenn sie zuvor mit heißem Wasser gewaschen wurden. Und er glaubt, dass zerkleinerter Kohl auf diese Weise ohne eigene Geschwürbildung auch Impetigo (Eitergeschwüre) heilt. Er glaubt, dass Kohl mit Weinraute, Koriander, Gerstenmehl und sehr wenig Salz erfolgreich gegen Zehengicht und andere Gelenkerkrankungen eingesetzt wird und dass er Fisteln und Verrenkungen verschwinden lässt. Auf Tumore aufgetragen, entleert er sie oder lässt sie abschwellen. Er beendet Schlaflosigkeit und durchwachte Nächte, wenn er, mit Salz und Öl gekocht, zu den Mahlzeiten auf nüchternen Magen verabreicht wird. Lokal angewendet, ist das Kochwasser des Kohls vorteilhaft für Sehnen und Gelenke. Cato empfiehlt, den Urin von Personen, die Kohl gegessen haben, aufzubewahren; er versichert, dass er, wenn er wieder erhitzt wird, den Sehnen zuträglich ist. Darüber hinaus werden Kinder nie schwach, wenn sie häufig mit diesem Urin gewaschen werden.

So viel über Cato, jetzt kommen wir zu den Ärzten. Einer von ihnen, Chrysippos, widmete dem Kohl ein eigenes Buch, das Kohl-Heilmittel für alle Körperteile enthält. Hier ist seine Meinung und die aller anderen Ärzte zum Thema Kohl: Als gewöhnliches Nahrungsmittel löst er Augentrübung auf, fördert die Verdauung, löst bei Frauen die Menstruation aus und bringt reichlich Milch. Halb roh entspannt er den Magen; zweimal gekocht, führt er zu Verstopfung. Roher Kohl, in Essig eingelegt, heilt Milzkranke

cos curat, partus etiam mortuos pellit. cocta, contrita et stomacho cum axungia vetere et rosacio superposita, ardores febrium mitigat. lepras et psoras cum alumine rotundo ex aceto inlita emendat. eadem virtute medicaminis etiam fluentes capillos retinet. testium et genitalium vitiis utiliter imponitur, efficacius profutura si fabae tritae misceatur. Dioscorides sucum eius viridem cum iri et nitro ad molliendum alvum dari censet. podagricis et arthriticis cum aceto et feni Graeci farina utiliter imponitur.

Catapotia Corneliana alectoria fiunt ex brassica satis innoxia; Corneliana ab auctore dicuntur, alectoria quod post balneum sumpta circa cantum gallorum alvum incipiunt commovere. eorum compositio talis est: cucurbitae agrestis interioris medullae scripuli VI, piperis scripuli VI, dacrydii scripuli XII, mastices scripuli XII. haec trita et creta suco brassicae temperantur et in pilulas ad modum erviliae deformantur. ex his quinque vel septem, interdum etiam novem, post balneas propinantur nec erit necesse ut is qui accipit aliquid de cotidianae vitae consuetudine immutet.

Stirpes eius aridi combusti et in cineres redacti vim causticam praestant; qua ratione ad veteres lateris et coxae dolores cum axungia vetere efficaciter admoventur. eundem ci-

und führt sogar zur Austreibung toter Föten. Gekocht, zerkleinert und mit alter Achsenschmiere und Rosenöl auf die Brust gelegt, lindert er Fieberanfälle. Mit rundem Alaun in Essig aufgetragen, heilt er Hautausschläge und Krätze. Mit der gleichen Kraft wie ein Medikament hält er auch sonst ausfallende Haare fest. Er wird erfolgreich bei Hoden- und Genitalbeschwerden angewendet, und seine positive Wirkung wird noch verstärkt, wenn er mit zerkleinerten Bohnen gemischt wird. Dioskurides denkt daran, den frischen Saft mit Iris und Natron zu geben, um den Darm zu erweichen. Mit Essig und Bockshornkleemehl wird er erfolgreich bei Zehengicht- und Gelenkbeschwerden eingesetzt.

Die Cornelius- oder *alectoria*-Pillen werden aus Kohl hergestellt; sie sind ziemlich harmlos; sie werden nach ihrem Urheber als Cornelius-Pillen bezeichnet und auch als *alectoria* (»Hahnenmittel«), weil sie, nach dem Bad eingenommen, beginnen, den Bauch bis zum (morgendlichen) Krähen des Hahns hin zu bewegen (also Stuhlgang einzuleiten). Sie setzen sich wie folgt zusammen: 6 Skripel inneres Mark der Bittermelone, 6 Skripel Pfeffer, 12 Skripel Purgierwinde und 12 Skripel Mastixharz. Diese Zutaten werden zerkleinert und gesiebt, mit Kohlsaft vermischt und zu Pillen von der Größe einer Erbse geformt. Fünf oder sieben dieser Pillen, manchmal sogar neun, werden zum Schlucken nach dem Bad verabreicht, und es ist nicht notwendig, dass die Person, welche dieses Präparat einnimmt, etwas an ihren täglichen Gewohnheiten ändert.

Seine trockenen, verbrannten und eingeäscherten Strünke haben eine ätzende Wirkung. Deshalb werden sie mit alter Achsenschmiere gegen eingewachsene Seiten- und Hüftschmerzen wirksam angewendet. Wenn diese Asche

nerem si quis psilotris cum aceto et lasere coniunxerit, detracti pili non renascentur. apud Galenum invenio semine brassicae poto, maximeque Aegyptiae quae vehementior illi videtur, lumbricos et omnia intus animalia extingui. pulvis e cinere radicum iacentem uvam subiectus attollit. Melitius affirmat uvae esse remedia radicem plantae avulsam colloque suspensam ita ne terram post truncationem contingat.

31. De asparago

Asparago inest et caloris aliquantum sed illi etiam styptici vigoris temperatura miscetur. inde stomacho laborantibus cibus utilior. transit in antidoti vicem si cum cymino, oleo, sale ieiunis offeratur. et coli dolorem sic acceptus emendat, galigines discutit, ventrem leniter mollit. radix ex vino albo trita et in potionem perducta calculos frangit. eadem lumborum dolores et renum sedat. medetur etiam vulvae querelis. aceto discocta imposita contra elephantiasin efficax creditur. eadem sicca tunsa et in lana denti dolenti admota sine dolore eum detrahit. semen obolorum trium pari pon-

mit Essig und Silphion mit weißer Weinrebe vermischt wird, wachsen Haare, wenn sie einmal ausgerissen sind, nicht wieder nach. Ich finde bei Galen, dass ein Getränk aus Kohlsamen, insbesondere aus denen des ägyptischen Kohls, der ihm wirksamer erscheint, Darmwürmer und alle inneren Parasiten verschwinden lässt. Das Pulver der Asche aus den Wurzeln, das auf ein kollabierendes Gaumenzäpfchen aufgetragen wird, hebt dieses an. Melet(i)os gibt an, dass ein Heilmittel für das Gaumenzäpfchen die Wurzel der Pflanze ist, die ausgerissen und am Hals aufgehängt wird, so dass sie nach dem Ausreißen den Boden nicht berührt.

31. Spargel *(Asparagus officinalis L.)*

Spargel hat ein wenig Wärme, aber er hat auch die richtige Portion adstringierende Wirkung. Infolgedessen ist Spargel ein Nahrungsmittel, das für Menschen, die unter Magenproblemen leiden, von großem Nutzen ist. Es wird zu einem Antidot, wenn es auf nüchternen Magen mit Kreuzkümmel, Öl und Salz verabreicht wird. Auf diese Weise eingenommen, beruhigt es Koliken, beseitigt Augentrübungen und lockert sanft den Magen. Spargelwurzel, in Weißwein zerkleinert und in ein Getränk gegeben, zersetzt (Gallen- und andere) Steine. Diese Wurzel lindert Schmerzen im unteren Rücken und in den Nieren. Sie heilt auch Beschwerden der Vulva. In Essig gekocht und aufgetragen, gilt sie als wirksam gegen Lepra. Diese Wurzel, getrocknet, zerdrückt und in Wolle auf einen schmerzhaften Zahn aufgetragen, beseitigt den Schmerz, ohne selbst neuen Schmerz zu verursachen. 3 Obolen seines Samens mit

dere cum cymino potui datum venerem stimulat, sollicitat urinam.

32. *De armoracia*

Calida est armoraciae virtus et ideo in cibo sumpta copiosam effundit urinam. incitat etiam menstrua feminarum. stomacho utilis ex aceto data. pituitas glutinosas cum melle sumpta dissolvit. radix adusta et in pulverem versa siccandis ac purgandis vulneribus imponitur. quidam sucum eius ex vino datum contra venena utilem crediderunt. eadem trito semini vis est, si cum melle sumatur. nobis expertum est armoraciam in ptisanae sorbitione discoctam thoracis vitia sanare.

33. *De pastinaca*

Pastinacae vis omnis in radice et in semine constituta est. aqua mulsa in qua radix decocta est potui data iocineris et lienis querelas, lumborum et renum vitia compescit. dysentericis etiam vetustis utilis radix in lacte decocta. trita ex aqua et in sucum redacta ac potui mensura quatuor uncia-

Kreuzkümmel von gleichem Gewicht, als Getränk verabreicht, erregen sexuelles Verlangen und veranlassen zum Urinieren.

32. *Meerrettich* *(Armoracia rusticana P. Gaertner, B. Meyer & Schreb.)*

Der Meerrettich ist von Natur aus warm, weshalb er, wenn er zu einer Mahlzeit gegessen wird, reichlich Urin produziert. Er löst auch bei Frauen die Menstruation aus. In Essig verabreicht, ist er magenfreundlich. Mit Honig eingenommen, löst er klebrige Verschleimung auf. Seine Wurzel, verbrannt und pulverisiert, wird auf Wunden aufgetragen, um sie zu trocknen und zu reinigen. Manche glaubten, dass sein Saft, der in Wein gegeben wird, gegen Gifte wirksam sei. Sein zerkleinerter Samen hat Kraft, wenn er mit Honig eingenommen wird. Die Erfahrung hat uns gelehrt, dass wilder Rettich, in einer Gerstensuppe gekocht, Beschwerden in der Brust heilt.

33. *Pastinake/Möhre/Karotte* *(Pastinaca sativa L.)*

Die ganze Kraft der Pastinake liegt in der Wurzel und dem Samen. Mulsum, in dem die Wurzel gekocht und zu trinken gegeben wurde, beendet Leber- und Milzerkrankungen sowie Erkrankungen des unteren Rückens und der Nieren. In Milch gekocht, ist die Wurzel auch für chronisch Ruhrkranke günstig. In Wasser zerkleinert, zu Saft reduziert und in einer Menge von 4 Unzen zum Trinken gegeben, bietet

rum data opisthotonicis et pleureticis praestat medelam. radix collo alligata tumores testium sedat. negant feriri a serpentibus qui pastinacam secum ferant vel ante gustarint. venerem stimulat copiosior in cibo sumpta. dentes radice pastinacae circumscalptos credunt a dolore relevari. semen ex vino vel ex posca datum scorpionum venenis resistit. aeque semen ex vino datum tumentem alvum feminarum et suffocationes ex matrice praeclusas efficaciter solvit. cum melle tritum canceratis vulneribus imponitur.

34. *De napo*

Non unam eandemque virtutem in omnibus napis experta medicina est. hoc enim quod angulosis foliorum caulibus ad anethi similitudinem floret, vesicae laboranti, itemque cessantibus menstruis feminarum decoctum ex aqua mulsa utile existimant. per quae non dubie ostenditur calidam possidere virtutem. semen quoque eius tostum atque tritum bibendum ex aquae calidae cyatis quattuor dysentericis obtulerunt, sed urinam videtur inhibere nisi illi pro modo lini semen addatur.

sie ein Heilmittel für Menschen, die an Opisthotonus (eine Tetanus-Folge) und Lungenentzündung leiden. Die Wurzel, die um den Hals herum angebracht ist, lindert geschwollene Hoden. Es heißt, dass diejenigen, die eine Pastinake tragen oder zuvor eine Pastinake gegessen haben, nicht von Schlangen gebissen werden. In ziemlich großen Mengen zu einer Mahlzeit eingenommen, stimuliert es das sexuelle Verlangen. Es wird vermutet, dass Zahnschmerzen dadurch gelindert werden, dass man Pastinakenwurzeln um sie herum reibt. Der Samen, der in Wein oder Posca gegeben wird, macht resistent gegen Skorpiongifte. Auf die gleiche Weise lindert der Samen, in Wein gegeben, wirksam die Schwellung des Bauches bei Frauen und das Ersticken, das aus der Gebärmutter kommt und von Krämpfen begleitet wird. In Honig zerkleinert, wird dies auf ulzerierte Wunden aufgetragen.

34. *Raps* *(Brassica napus L.)*

Die Medizin weiß aus Erfahrung, dass nicht alle Rapssorten die gleiche Eigenschaft haben. Ärzte glauben in der Tat, dass die eine Sorte, deren Blüten denen des Dills ähneln und deren Blattstiele eckig sind, bei Blasenschmerzen und, in Mulsum gekocht, für die Verzögerung der Menstruation bei Frauen vorteilhaft ist. Daran können wir ohne Zweifel erkennen, dass sie eine warme Eigenschaft hat. Es wurde auch sein Samen, geröstet und zerkleinert, Ruhrkranken in 4 Bechern heißem Wasser zu trinken gegeben, aber er scheint Urin zurückzuhalten, es sei denn, Leinsamen wird in einem geeigneten Verhältnis hinzugefügt.

Alterum genus est quod simile raphano ac rapo videtur, laudatissimi seminis et contra venena fortissimi. ob hanc causam optima quaeque theriaca sine eo nulla conficitur.

35. *De rapo*

Rapa Democritus tamquam contraria corpori damnat. putat enim ex his inflationes stomachi excitari. contra Diocles itemque Dionysius etiam necessaria existimant propter eas virtutes quae subiectae sunt: antidotum repraesentant cum ex oleo et vino trita sumuntur. venerem stimulant eo validius si cum eruca condiantur. tosta et cum adipe contusa articulorum dolori medentur. ferventia imposita perniones mitigant, frigus ex pedibus expellunt.

Aqua in qua decocta sunt frigidis podagris salubre fomentum est. cuicumque vitio pedum maximeque trituris cruda tunsa succurrunt. contra serpentes et toxica datur semen ex vino bibendum. idem semen ex vino vulneribus venenatis inlitum prodest. secundum haec semen in rapis potest calidum et fervens videri, ipsa paulo solutiora creduntur sed quod minus possident caloris, molliendi potestate compensant.

Die andere Sorte ist diejenige, die dem Meerrettich und der Rübe ähnlich zu sein scheint; ihr Samen ist sehr berühmt und sehr wirksam gegen Gifte. Aus diesem Grund wird keines der Theriaka von hervorragender Qualität ohne sie hergestellt.

35. *Rübe* *(Brassica rapa L.)*

Demokrit verurteilt die Rüben als nahezu körperfeindlich. Er glaubt in der Tat, dass sie eine Schwellung des Magens verursachen. Diokles und Dionysios gehen hingegen so weit, sie aufgrund der folgenden Eigenschaften für unverzichtbar zu halten: Sie stellen ein Antidot dar, wenn sie in Öl und Wein zerkleinert werden. Sie stimulieren das sexuelle Verlangen umso stärker, je mehr sie mit Rauke versetzt sind. Gedörrt und mit Fett gemahlen, heilen sie schmerzhafte Gelenke. Wenn sie bei Erfrierungen an den Füßen aufgekocht werden, lindern sie den Schmerz, den sie verursachen, und vertreiben die Kälte von den Füßen.

Das Wasser, in dem sie gekocht werden, ist ein gesundes Beruhigungsmittel für kalte Füße. Roh und zerdrückt heilen sie alle Fußbeschwerden, insbesondere Prellungen. Gegen Schlangen und Gifte gibt man seinen Samen in Wein zu trinken. Dieser Samen, wenn er mit Wein auf giftige Wunden aufgetragen wird, ist für sie von Vorteil. Folglich kann der Samen der Rübe heiß und kochend erscheinen, während Rüben selbst den Ruf haben, weniger stark zu sein, aber sie kompensieren durch ihre weichmachenden oder sogar beruhigenden Eigenschaften die Tatsache, dass sie weniger Hitze haben.

36. De thymo

Thymum inter haec recte ponitur quae virtutem calidam simul austeramque sortita sunt. in cibo sumptum galiginem discutit, lumbricos interimit, urinam impellit, menstrua feminis provocat, uteri reliquias vulvae inhaerentes vel ipsos partus emortuos extrahit. tritum cum melle et ad modum ligulae datum in cibo flegmata solvit. tritum ex aceto et impositum eodem modo papulas fugat et eminentia excidit. mixtum polentae et in vino maceratum coxaeque fervens superpositum sciaticis salutare est.

37. De origano

Origano Graeci tria nomina posuerunt: ex quibus unum tragoriganum, aliud Heraclium, tertium onitem vocaverunt. sed illa maioris virtutis atque efficaciae sentiuntur in ratione medicinae, hoc sativum cuius nos meminimus aliquanto infirmius illis scilicet comparatum. ceterum nec ipsum sine acri virtute sentitur. ex vino albo tritum, in potione sumptum scorpionum et araneorum venenis resistit,

36. Thymian/Quendel (Thymus vulgaris L.)

Thymian gehört zu Recht zu den Pflanzen, die sowohl mit heißen als auch mit sauren Eigenschaften ausgestattet wurden. Zusammen mit einer Mahlzeit eingenommen, vertreibt er Augentrübungen, tötet Darmwürmer, veranlasst Frauen zu urinieren, löst die Menstruation aus und bringt die Reste der Plazenta, die an der Gebärmutter oder den Totgeborenen haften, zum Vorschein. Mit Honig zerkleinert und im Maß eines Esslöffelchens zu einer Mahlzeit gegeben, löst er die Schleimbildungen auf. In Essig zerkleinert und auf diese Weise aufgetragen, entfernt er Pickel und Auswüchse. Mit Gerstenbrei gemischt, in Wein getränkt und kochend auf die Hüfte aufgetragen, ist er für diejenigen, die dort Schmerzen haben, von Vorteil.

37. Oregano/Dost/Majoran (Origanum vulgare L.)

Die Griechen benutzten drei Namen zur Bezeichnung von Oregano: Einen davon nannten sie *tragoriganon* (»Bocks-Oregano«), den anderen Herakleion (»Herakles-Oregano«) und den dritten Onix (»Ameisen-Oregano«). In der Medizintheorie wird den ersten beiden Sorten eine größere Kraft und Wirksamkeit zugeschrieben, während die letztere, die kultivierte Sorte, die wir eben genannt haben, im Vergleich zur ersten natürlich etwas schwächer ist. Was den Rest betrifft, so sehen wir, dass Oregano nicht ohne eine scharfe Eigenschaft ist. In Weißwein zerkleinert und als Getränk eingenommen, macht er gegen die Gifte von Skorpionen und Spinnen resistent und löst Verdauungsstörun-

cruditates discutit. stomachi morsus ex aqua calida datum lenit. cum oleo et aceto tritum collectumque sucida lana luxatis et contusis partibus prodest.

38. De cerefolio

Cerefolio ignea vis et acerrima est. potest cum melle canceratis mederi, lateris dolores haustum ex vino mitigare. quidam illud oleo incoctum acopis ad solvendam iniuriam frigoris miscuerunt. ex aqua mulsa pituitam resolvit; ex aceto lumbricos et tineas perimit, urinam ciet, menstrua impellit. tritum cum cera et axungia vetere parotidas discutit, solvit omnem tumorem.

39. De serpyllo

Serpyllum calidum simul et nobis utile medicinae usus ostendit. capitis dolores coctum ex aceto et cum rosacio tempori ac fronti inlitum mitigat. serpentes et omnia animalia venenata adusti nidor repellit. ideo et messoribus in cibo miscetur ut, si fatigatos forte somnus oppresserit, tuto quiescant contra animalia quae id temporis venenatis morsibus saevire consuerunt. contusi pulvis ex scripulis XII in

gen auf. In heißem Wasser verabreicht, lindert er Magenkrämpfe. Mit Öl und Essig zerkleinert und mit fettiger Wolle kombiniert, ist er vorteilhaft bei Verrenkungen und Prellungen.

38. *Kerbel* *(Anthriscus cerefolium [L.] Hoffm.)*

Kerbel hat eine sehr scharfe und feurige Kraft. Er kann, mit Honig, Geschwüre heilen und, in Wein getrunken, Seitenschmerzen lindern. Manche mischten ihn, in Öl gekocht, mit Salben, um die Angriffe der Kälte zu zerstreuen. Mit Mulsum löst er Verschleimung auf; mit Essig tötet er Darm- und Bandwürmer, veranlasst Menschen zum Urinieren und löst die Menstruation aus. Mit Wachs und alter Achsenschmiere zerkleinert, zerstreut er Parotiden und lässt alle Schwellungen verschwinden.

39. *Sand-, Feldthymian / Quendel* *(Thymus serpyllum L.)*

Die Praxis der Medizin zeigt, dass Sandthymian sowohl warm als auch für uns wohltuend ist. In Essig gekocht und mit Rosenöl auf die Schläfen und die Stirn aufgetragen, lindert er Kopfschmerzen. Verbrannt, hält der schlechte Geruch Schlangen und alle giftigen Tiere fern. Deshalb wird er mit dem Essen der Erntehelfer gemischt, damit sie, falls sie zufällig vom Schlaf übermannt werden, wenn sie müde sind, sicher und geschützt vor den Tieren ruhen können, die zu dieser Zeit üblicherweise durch ihre Giftbisse wild werden. 12 Skripel aus zerkleinertem Sandthymian-Pulver,

aqua datus tormina emendat, urinae difficultates resolvit. lienis iniuriae idem pulvis ex aceto mixtus occurrit. nec minus cruentis excreationibus subvenit ex duobus cyatis mellis et aceti temperatus.

Atque ut serpylli potentiam intellegas, subdidi theriacam in templo Aesculapii ab Antiocho, rege Syriae, versibus dedicatam, in qua non levem meruit portionem. est autem compositio haec: trifolii scripuli VI, opopanacis scripuli VI, serpylli scripuli VI, anesi scripuli XII, feniculi scripuli XII, amuli scripuli XII, apii seminis scripuli XII, ervi farinae uncia I; haec simul trita vino quam potest optimo colliguntur et in pastillos victoriati ponderis scripuli I s digeruntur. ex his singuli dantur ex vini mixti cyatis tribus. hac theriaca magnus Antiochus semper est usus adversum toxica et potiones malas et animalia venenata. cui quantum debuerit ex eo licet colligere quod testimonii sui arbitrum medicinae deum fecerit.

40. De piro

Pirorum naturam Dioscorides stypticam credidit et ideo contrita imposita impetus omnes incurrentis humoris avertere eaque ratione compescere etiam quae de tumore sublata sunt. recentibus certe admota vulneribus sistere

in Wasser gegeben, heilen Koliken und lösen die Schwierigkeiten beim Urinieren. Dieses Pulver, gemischt mit Essig, bekämpft Milzkrankheiten. Gemischt mit 2 Bechern aus Honig und Essig, ist er auch für Blutspuckende von Vorteil.

Damit man die Kraft des Sandthymians versteht, habe ich unten das Rezept eines von Antiochos (dem Großen), dem König von Syrien, im Tempel des Asklepios geweihten Theriaks hinzugefügt, in dem der Anteil des Sandthymians nicht gering ist. Hier ist seine Zusammensetzung: 6 Skripel Klee, 6 Skripel Opopanax, 6 Skripel Sandthymian, 12 Skripel Anis, 12 Skripel Fenchel, 12 Skripel Stärke, 12 Skripel Selleriesamen und 1 Unze Erven-Mehl; nach dem Mahlen des Ganzen wird es mit dem besten Wein, den es gibt, vermischt und in Pillen mit einem Gewicht von einem Victoriatus, also 1½ Skripel, verteilt. Diese Pastillen werden, eine nach der anderen, mit 3 Bechern Wasserwein gegeben. Antiochos der Große verwendete diesen Theriak immer gegen Gifte, schlechte Getränke und giftige Tiere. Wie viel er dem Sandthymian verdankt, lässt sich daran ermessen, dass er den Gott der Medizin zum Richter seines Zeugnisses gemacht hat.

40. Birne *(Pyrus communis L.)*

Dioskurides glaubte, dass Birnen adstringierend sind; daher wehren sie, zerkleinert und aufgetragen, alle invasiven Säfte ab. Aus diesem Grund beschränken sie auch das, was aus einem geschwollenen Teil fließt. Auf jüngere Wunden aufgetragen, beenden sie die Blutung sicher und lassen sie

sanguinem profluentem, perducere vulnus ad cicatricem. Galenus non unam in piris sed ex pluribus mixtam putat esse virtutem. nam quaedam ex his austera, quaedam acida, quaedam dulcia deprehendit. austeris quidem posse concedi ut styptica et constrictiva videantur. acidis autem inesse aliquid et caloris unde plerumque dissolvunt stomacho inhaerentem flegmatis densitatem. dulcia cum sint aquati et soluti saporis, nihil in se neque frigidi neque calidi contenere.

Ex quibus singulis pro discrimine generum et necessitate causarum ordinanda etiam subsidia medelarum. austera et acida in cibo sumpta stomacho existimant convenire, siti minime convenire, in dulcibus universa contraria. aqua in qua pira sicca decocta sunt mirifice valet fluxum ventris inhibere. non minus proderit si vel folia sola decocta sint. adnotatum in piris quod praeter alia poma corpus nutrire credantur. Galenus affirmat pira ieiunis oblata ventrem constringere, eadem post cibum sumpta dissolvere. folia ignitis admota vulneribus possunt mitigare fervorem. radix piri alligata ⟨tam⟩ diu creditur conceptum impedire quousque portetur. aiunt et ipsa poma removenda cum feminae par-

heilen. Galen glaubt nicht, dass Birnen eine einzige Eigenschaft haben, sondern eine Mischung aus mehreren Eigenschaften. Er erkannte in der Tat, dass einige von ihnen bitter, einige sauer und einige süß waren. Auf jeden Fall können wir zugeben, dass bittere Birnen adstringierend und zusammenziehend wirken. Saure Birnen sind auch etwas scharf, daher verflüssigen sie üblicherweise den dicken Schleim, der im Magen haftet. Süße Birnen enthalten nichts Kaltes oder Heißes in sich, wenn sie wässrig und geschmacklos sind.

Aus diesen verschiedenen Birnensorten müssen auch die Elemente angeordnet werden, aus denen sich die Heilmittel zusammensetzen, wobei die mit den Birnensorten und den Anforderungen der Krankheiten verbundenen Unterschiede berücksichtigt werden müssen. Man geht davon aus, dass bittere und saure Birnen, die zu einer Mahlzeit eingenommen werden, für den Magen geeignet sind, aber den Durst überhaupt nicht stillen, während bei süßen Birnen genau das Gegenteil der Fall ist. Das Wasser, in dem getrocknete Birnen gekocht wurden, hat eine erstaunliche Wirkung, indem es den Magenfluss (Durchfall) beendet. Es wird nicht weniger vorteilhaft sein, wenn die Blätter darin gekocht werden. Bei Birnen wurde festgestellt, dass sie den Körper mehr als andere Früchte ernähren. Galen sagt, dass Birnen, die auf nüchternen Magen gegeben werden, den Bauch straffen, während sie, wenn sie nach dem Essen eingenommen werden, ihn lockern. Die Blätter, die auf entzündete Wunden aufgetragen werden, können die Hitze mildern. Die Birnenwurzel verhindert eine Empfängnis, solange sie am Körper festgebunden getragen wird. Es heißt, dass diese Früchte entfernt werden müssen,

tus incubuit: si in eodem loco fuerint, difficulter uteri claustra reserari. semen pirorum cum melle contritum et saepe ieiunis datum traditum dolorem iecoris submovere.

41. De malo granato

De punici arbore quod vim stypticam obtinet omnes fere medici una opinione consentiunt. verum in ipso genere pomorum dissonans virtus et quadrifariam divisa secernitur. nam dulcia continent aliquid et caloris et inde inflationes stomacho movent nec tuto febricitantibus dari possunt. acida stomacho accommodata sunt et urinam movent, pulmonem refrigerant, iecori blandiuntur. vinolenta de superioribus singulis aequa parte composita mediam sibi vindicant potestatem. acerba illa sunt, quibus coria curantur, frigidae, siccantis constringentisque virtutis quod intellegere licet cum effervescentem pellium tabem trita et aspersa consumant.

Cibus ex punico nullus est. nam etsi dentibus mandatur, solus ab stomacho sucus hauritur. recte igitur tradiderunt

wenn es Zeit für die Frau ist, zu gebären: Wenn sie sich an der gleichen Stelle wie sie befinden, wird es für die geschlossene Gebärmutter schwierig sein, sich zu entspannen. Es wurde berichtet, dass Birnenkerne, die mit Honig zerkleinert und wiederholt auf nüchternen Magen gegeben werden, Leberschmerzen fernhalten.

41. *Granatapfel* *(Punica granatum L.)*

Fast alle Ärzte teilen die Meinung, dass der Granatapfel eine adstringierende Wirkung hat. Aber bei dieser Art von Obst gibt es eine Reihe von vier Eigenschaften, die sich voneinander unterscheiden. Diejenigen, die süß sind, enthalten auch etwas Warmes. Aus diesem Grund verursachen sie Schwellungen im Magen und können bei Fieber nicht sicher verabreicht werden. Die sauren sind gut für den Magen, lassen urinieren, kühlen Lungen und sorgen dafür, dass man sich besser fühlt. Diejenigen, die mit Wein versetzt sind und zu gleichen Teilen aus jeder der oben genannten Eigenschaften zusammengesetzt sind, können eine durchschnittliche Wirkung beanspruchen. Diejenigen, mit deren Hilfe die Häute behandelt werden, sind bitter und von einer kalten, austrocknenden und adstringierenden Eigenschaft; dies kann man daran erkennen, dass sie, zerkleinert und auf faulige Haut ausgebreitet, die Pusteln bildet, diese verzehren.

Der Granatapfel hat keinen Nährwert. Tatsächlich wird nur sein Saft vom Magen aufgenommen, obwohl man ihn ganz isst. Diejenigen, die gesagt haben, dass unser Körper nicht vom Granatapfel ernährt wird, haben also ein korrek-

qui negant punico corpora nostra nutriri et eo sic opinantur utendum ut medicari potius, non alere videatur.

Mala punica in duas partes divisa per triduum in aqua caelesti madent. haec potui data coeliacis sanguinemque iactantibus salutaris est. alvum fluentem miro modo sistit punicum in olla nova operculo inlito in furno exustum et in pulverem redactum et in vini potionem perductum. ex cytinis fit remedium quod creditur tutos ab oculorum dolore praestare. Dioscorides simplicius in hunc modum tradit ut cum primum cytini erumpere incipiunt, tres numero additi ⟨in os⟩ sine contactu dentium transvorentur. ceteri, in quibus Plinius, efficacius putant ut qui hoc remedium petiturus est omni vinculo solutus duobus sinistrae manus digitis pollice et quarto cytinum detraheret et ut supra positum est transvoraret et levi floris adtactu oculos suos ante lustraret. idem cytinus siccatus et in pulverem redactus exedit carnem quaecumque vulneribus excrevit.

Est in cytino flosculus quidam antequam ex eo mali figura formetur. eum Graeci balaustion vocaverunt. maximae mirandaeque virtutis. ulceribus oris itemque toxillis et uvae medetur cum melle contritus. sicci pulvis vulnera in quacumque parte genitalium nata compescit. et idem ex-

tes Zeugnis abgelegt, und sie meinen, dass wir ihn mit dem Gedanken verwenden sollten, dass er heilt, wie es scheint, anstatt zu nähren.

In zwei Hälften geschnitten, werden die Granatäpfel drei Tage lang im Regenwasser eingeweicht. Dieses Wasser, das zum Trinken gegeben wird, ist für Unterleibskranke und Blutspuckende von Vorteil. Der Granatapfel, der im Ofen in einem neuen Topf mit eingestrichenem Deckel getrocknet, zu Pulver gemahlen und dem Wein beigegeben wird, beendet den Magenfluss (Durchfall) erstaunlich gut. Es wird ein Medikament aus den Granatblütenkelchen hergestellt, das den Ruf hat, vor Augenschmerzen zu schützen. Dioskurides empfiehlt in dieser Hinsicht ganz einfach, drei Granatblütenkelche zu schlucken, sobald sie zu blühen beginnen, indem man sie in den Mund nimmt, ohne dass sie die Zähne berühren. Andere, darunter Plinius, sind der Meinung, dass dieses Medikament am wirksamsten ist, wenn die Person, die es anwenden will, frei von jeglichen Bindungen einen Granatblütenkelch mit zwei Fingern der linken Hand, dem Daumen und dem vierten Finger entfernt hat, sie wie oben erwähnt gegessen hat und zuvor ihre Augen durch leichte Berührung mit der Blüte gereinigt hat. Getrocknet und zu Pulver zerkleinert, verzehrt dieser Granatblütenkelch das Fleisch, das in den Wunden Auswüchse gebildet hat.

Im Granatblütenkelch befindet sich eine Blüte, bevor der Granatapfel geformt wird. Die Griechen nannten sie *balaustion.* Sie hat eine sehr große und erstaunliche Kraft: Mit Honig zerkleinert, heilt sie Mundgeschwüre, Mandeln und Gaumenzäpfchen. Granatapfel-Trockenblütenpulver heilt Wunden, die an irgendeinem Teil der Genitalien entstan-

creantibus sanguinem datus in poscae sorbitione succurrit. solutiones quoque ventris sumptus ex mero constringit.

Fit ex acido punico medicamentum, stomatice a Graecis nominatum. cuius compositio eiusmodi est: detracto cortice mala tunduntur, ex his sucus exprimitur, is decoctus ad tertias, cum ad sextarium venerit, croci scripuli VI, myrrae scripuli VI, aluminis scissi scripuli VI, mellis optimi libra I. hoc medicamento praecipue quidem oris vitia sanantur, verum et vitia narium mitigat et aurium vulnera expurgat et oculorum galiginem discutit, ulcera etiam genitalibus innata persanat.

Fit et haec compositio de punicis apud Graecos oporice dicta contra marcorem stomachi ac fastidium necessaria: in congium musti coniciuntur quinque punica, totidem et cydonia, cum his sorborum sextarius, roris Syriaci sextarius, croci scripuli vi. omnia simul tam diu decoquuntur donec in mellis corpus crassitudo pinguescat. ex hoc cocleare grande plenum optime ieiuno cotidie datur. ipsum vero medicamentum salubriter vitreo vaso servatur.

Fit ex eo et roïtu sceuasia quae omnibus nota est.

den sind. Und dieses Pulver, das in einem Getränk aus Posca verabreicht wird, hilft denen, die Blut spucken. Mit unvermischtem Wein eingenommen, strafft es auch einen schlaffen Magen.

Aus sauren Granatäpfeln wird ein Medikament hergestellt, das von den Griechen *stomatike* (»Mundmedikament«) genannt wird. Er setzt sich wie folgt zusammen: Nach dem Entfernen der Schale zerdrückt man die Granatäpfel, presst den Saft aus und kocht ihn, bis er auf ein Drittel reduziert ist; wenn er (das Volumen von) 1 Becher erreicht hat, fügt man 6 Skripel Safran, 6 Skripel Myrrhe, 6 Skripel Spalt-Alaun und 1 Pfund Honig von ausgezeichneter Qualität hinzu. Durch dieses Medikament werden hauptsächlich Erkrankungen des Mundes geheilt, aber es beruhigt auch Erkrankungen der Nase, reinigt Wunden an den Ohren, vertreibt Augentrübungen und heilt auch Geschwüre, die an den Geschlechtsorganen entstanden sind.

Die folgende Zubereitung auf der Grundlage von Granatäpfeln, die bei den Griechen als *oporike* (»Obstmedikament«) bezeichnet wird, ist unerlässlich, um gegen die Taubheit des Magens und den Ekel vor dem Essen anzukämpfen: Man gebe in 1 Kanne Most fünf Granatäpfel, ebenso viele Quitten, dazu 1 Krug Speierling, 1 Krug Sumach und 6 Skripel Safran. Dann koche man das Ganze zusammen so lange wie nötig, damit die Konsistenz auf die von Honig eindickt. Am besten ist es, täglich auf nüchternen Magen einen großen Esslöffel voll zu geben. Das Medikament kann in einem Glasbehälter aufbewahrt werden.

Diese Frucht wird auch zur Herstellung von *rhoïtes* (»Granatapfelwein«) verwendet, der jedem bekannt ist.

42. De malo

Dioscorides quod ad aestiva mala pertineat ita sensit ut ea crederet flegma nutrire, fellis ardores excitare, inflationes movere, nervosis partibus minime convenire. Galenus non omnia reicienda pronuntiat sed quae aut aquati saporis aut asperi aut acidi aut prope vanitate dulcis occurrunt. in his tantum esse vitia quae frustra omnibus adiudicantur. ipse austeris et stypticis adesse ait fermeque his omnibus quae sola in hieme servantur. ea si matura lecta et salubriter custodita provenerint, etiam prodesse languentibus asseverat. denique farina involuta, in calido cinere discocta in querelis utiliter putat stomachi nausiantis offerri.

Potest malum maxime Matianum sanguinem reicientes, pulmonis et iecoris iniuriae obnoxios sublevare, melius tamen si numquam ieiunis sed post cibum detur. vis ergo malis humida et frigida est, quod maxime ex eo comprehenditur quod sucus qui fuerit expressus facile transit in acorem. austeris tamen malis et acidis possunt recentia vulnera statim claudi si contrita imponantur. tumores atque livores ex aqua cocta et cum axungia trita compescunt.

Fit ex malis Matianis optimis nobile medicamentum quod Graece hedrice dicitur; perquam utile atque efficax si

42. *Holzapfel/Apfel* (*Malus sylvestris Mill.*)

Dioskurides vertrat in Bezug auf Sommeräpfel die Meinung, dass sie Schleim ernähren, die Hitze der Galle erhöhen, Blähungen verursachen und nicht für Sehnenteile geeignet sind. Galen erklärt, dass nicht alle Äpfel abgelehnt werden sollten, sondern nur solche mit einem wässrigen oder bitteren oder säuerlichen Geschmack oder mit einem fast vollständigen Mangel an Süße. Nur bei letzteren bestehen die Mängel, die fälschlicherweise allen zugeschrieben werden. Er sagt, dass Bitteräpfel und solche, die adstringierend sind, sowie nur solche, die im Winter intakt bleiben, Mängel aufweisen. Wenn sie jedoch reif sind, gepflückt und unter guten Bedingungen gehalten werden, versichert er, dass sie für die Geschwächten von Nutzen sind. Schließlich glaubt er, dass sie, in Mehl gerollt und in heißer Asche gekocht, bei übelkeitserregenden Bauchschmerzen von Vorteil sind.

Ein (als besonders wohlschmeckend geltender) Matianus-Apfel kann vor allem diejenigen entlasten, die Blut spucken, und diejenigen, die zu Lungen- und Lebererkrankungen neigen, aber es ist besser, ihn niemals auf nüchternen Magen, sondern nach einer Mahlzeit zu verabreichen. Äpfel haben daher eine feuchte und kalte Kraft; dies wird vor allem durch die Leichtigkeit verstanden, mit welcher der Saft, einmal ausgedrückt, sauer wird. Neuere Wunden können jedoch sofort heilen, wenn saure und säurehaltige Äpfel nach dem Zerdrücken aufgetragen werden. In Wasser gekocht und mit Achsenschmiere zerkleinert, lindern sie Schwellungen und Blutergüsse.

Ein bekanntes Heilmittel, das auf Griechisch *hedrike*

quando in verendis partibus condylomata vel papulae eminentes quas exochadas medici vocant vel callosa pars carnis excreverit. eius compositio talis est: mala concisa et interius lignosa parte purgata librae unius ponderis, adiectis croci scripulis VI, in passi sextario decoquuntur et cum omne concoxerit tam diu cum pulpa id est, molli panis autopyri conteruntur donec in ceroti lentorem mollescant. hoc appositum vitia supra dicta sic curat ne ad ferrum venire patiatur.

Fit ex isdem malis ecligma perquam elegans: decoquuntur ex vino Falerno, sucus expressus cum mele miscetur. folia vulneribus apposita impetum fervoris excludunt, trita cum nitro et butyro parotidas sanant, siccata et fumigata carbonibus serpentes fugant. corticis sucus eiusdem paene virtutis est nisi quod adustus et in pulverem dissolutus cavatis vulneribus ut carnem reddat imponitur. uvam iacentem cum melle contritus levat. genitalium vitia cum vino aspersus emendat.

(»Gesäßmedikament«) heißt, wird aus Matianus-Äpfeln von ausgezeichneter Qualität hergestellt; sie ist sehr nützlich und wirksam, wenn Feigwarzen oder auskragende Pickel, die Ärzte Hämorrhoiden oder Schwielen nennen, auf den Geschlechtsteilen gewachsen sind. Sie wird wie folgt zubereitet: Man koche 1 Pfund Äpfel, die in Stücke geschnitten und vom inneren holzigen Teil gesäubert wurden, in 1 Krug Passum und füge 6 Skripel Safran hinzu. Wenn alles so lange gekocht ist, bis es Brei geworden ist, knete man es mit Brotbröseln so lange, bis es so weich wie Wachs ist. Dieses Medikament, das auf die oben erwähnten Wunden aufgetragen wird, heilt sie, so dass der Patient nicht unters Skalpell kommen muss.

Man macht aus denselben Äpfeln auch eine sehr elegante Latwerge: Man koche Äpfel in Falernerwein und mische sie noch an dem Tag, an dem man einige ausgedrückt hat, mit Honig. Blätter, die auf die Wunden aufgetragen werden, verhindern einen Fieberanfall; mit Natron und Butter zerdrückt, heilen sie Parotiden; getrocknet und über Kohlen geräuchert, bringen sie Schlangen zur Flucht. Der Saft der Schale hat fast diese Kraft, außer dass die Schale, verbrannt und zu Pulver zerkleinert, auf hohle Wunden aufgetragen wird, um das Fleisch wiederherzustellen. Mit Honig zerkleinert, hebt er ein Gaumenzäpfchen an, das kollabiert ist. Durch das Besprengen von Beschwerden der Geschlechtsteile mit Wein heilt er diese.

43. *De cydonio*

Cydonea plurimi medici eustomacha crediderunt. eadem Dioscorides et diuretica existimat austeritatis fortasse beneficio. ceterum styptica comprimere urinam magis quam ciere consuerunt. cruda austeriora sunt. cruda itaque et matura coeliacis, dysentericis, sanguinem reiectantibus prosunt in cibo sumpta. coquuntur et in cinere calidissimo farina involuta et aegris quorum diuturna iam febris est sine periculo dantur. thoracis et stomachi tormenta mitigant. aqua etiam caelesti madescunt quae potest ad multa prodesse. nam et sedis vitia in fomentum assumpta delenit et matricibus feminarum in tumore succurrit omnibusque fervoribus vehementer obsistit. infundi quoque in aceto sive in vino solent quod stomachicis et intestinorum fluore vexatis oportunissime offertur.

Fit ex cydoneis vinum quo colore languentium desideria fallantur. nam specie et gustu et odore cuiuslibet vini veteris imaginem repraesentat, ideoque Graeci ydromelon appellant. ex multis compositionibus eius melior haec et utilior traditur: post caniculares aestus quaecumque se ex novis imbribus aqua caelestis infuderit mundo vaso suscipitur et

43. Quitte *(Cydonia oblonga Mill.) – siehe auch II 1*

Die meisten Ärzte glaubten, dass Quitten magenstärkend sind. Dioskurides glaubt, dass Quitten auch harntreibend wirken, vielleicht wegen ihrer Bitterkeit. Im Übrigen sind sie adstringierend und halten in der Regel den Urin zurück, anstatt ihn auszupressen. Rohe Quitten sind ziemlich bitter. Deshalb sind sie roh und reif, wenn sie zu den Mahlzeiten eingenommen werden, für Unterleibskranke, Ruhrkranke und Blutspuckende von Vorteil. In Mehl gerollt, werden sie in heißer Asche gebacken und sicher an Patienten mit lang anhaltendem Fieber verabreicht. Sie lindern starke Brust- und Bauchschmerzen. Sie werden mit Regenwasser getränkt, was für viele Dinge vorteilhaft sein kann. In der Tat beruhigt dieses Präparat, das mit warmen Umschlägen aufgelegt wird, die Beschwerden am Gesäß, bringt Abhilfe für die geschwollenen Gebärmütter der Frauen und verhindert energisch jede Erwärmung. Gewöhnlich werden sie auch in Essig oder Wein eingelegt, und ein solches Getränk eignet sich sehr gut für Menschen, die an Magenbeschwerden und an Durchfall leiden.

Aus Quitten wird Wein hergestellt, dessen Farbe den Appetit derjenigen anregen kann, die durch Schlaffheit geschwächt sind. Tatsächlich hat er durch sein Aussehen, seinen Geschmack und sein Bukett das Aussehen eines jeden alten Weins, und deshalb nennen ihn die Griechen *hydromelon* (»Honigwasser«). Es wird berichtet, dass dieses Präparat, wenn all seine vielen Vorbereitungen kombiniert werden, in Qualität und Effizienz überlegen ist: Nach den Hundstagen (im Hochsommer) nimmt man aus einem sauberen Behälter das gesamte Regenwasser, das von den letz-

in umbra posita, saepius transfusa colatur. tunc cydonea iustae maturitatis seminibus et ligno interiore purgata et in frusta concisa immerguntur aquae et tam diu cum ea relinquuntur, donec in sucum transisse malorum vini colore prodatur. hanc diligenter liquatam et in vasa picata diffusam eiusmodi loco servare solemne est ad quem maxime fumo et, si fieri possit, soli negetur accessus. septimo mense pro vino uti licebit.

Quidam ex his et oleum quod appellatur melinum faciunt vehementer accommodatum ad ea corporis vitia quae styptica virtute pellenda sunt. maxime tamen ex eo sudores molesti detineri solent et stomachi operta componi et vulnera in capite nata leniri. haec sicco die ante meridiem lecta et in linteolo mundiore purgata in vitreo vaso mittuntur et oleo deinde recentissimo vas usque ad fauces repletur et pelle coopertum umbroso in loco servatur.

44. *De persico*

Persicorum cibus est quidem stomacho inutilis eo quod cito sucus eius inacescat et caro aeque in digestione vitietur,

ten Regenschauern heruntergefallen ist, und dann, nachdem man es in den Schatten gestellt und oft genug umgefüllt hat, siebt man es. Dann werden die gerade gereiften Quitten von ihren Kernen und dem holzigen Teil im Inneren gereinigt und in Stücke geschnitten, in Wasser getaucht und dort belassen, bis die Farbe des Weins zeigt, dass das Wasser durch den Saft der Quitten gelaufen ist. Es ist üblich, dieses Wasser, sorgfältig gesiebt und in verpichte Gefäße gegossen, an einem Ort zu lagern, an dem vor allem der Rauch und, wenn möglich, die Sonne keinen Zugang dazu hat. Im siebten Monat kann es als Wein verwendet werden.

Einige stellen aus diesen Früchten auch ein Öl her, das *melinus* genannt wird und das sich hervorragend zur Bekämpfung von Krankheiten eignet, die durch eine adstringierende Eigenschaft abgewehrt werden müssen. Normalerweise beendet es unangenehmes Schwitzen, heilt unklare Erkrankungen des Magens und beruhigt diejenigen Wunden, die am Kopf entstanden sind. Quitten, die an einem trockenen Tag vor Mittag gepflückt und mit einem sauberen Tuch gereinigt werden, gibt man in einen Glasbehälter. Der Behälter wird dann bis zum Rand mit frischem Öl gefüllt, mit einem Leder abgedeckt an einem schattigen Ort aufbewahrt.

44. *Pfirsich* *(Prunus persica [L.] Batsch) – siehe auch II 2*

Eine Mahlzeit mit Pfirsichen ist sicherlich ungünstig für den Magen, weil ihr Saft schnell sauer werden kann und ihr Fruchtfleisch bei der Verdauung ebenfalls verderben kann;

verum minime gravis, dum non diutius in intestinis moratur et ad ima semper exitu celeriore festinat. praecoqua tamen et armenia leviora sunt. minus in his offendit quod supra in maioribus persicis adnotavimus. et tamen praecoqua ad utilitatem corporis armeniis antecedunt. ideo haec etiam aegris interim dari possunt quorum dumtaxat condicio permiserit. persicorum cibus negatur a medicis membra nutrire. Galenus suadet numquam post cibum omnino sumere, corrumpi affirmans si cibis ceteris innatarit. folia persicorum trita et imposita ventris animalia perimunt et expellunt. eadem sicca atque in pulverem tunsa recentes plagas cruentorum vulnerum claudunt. nucleus persicorum capitis dolori cum oleo et aceto tritus inlinitur quamvis quidam cum solo rosacio terere maluerint. gummis gutta, quam persici truncus inlacrimat, fluenti alvo medetur. eadem mixta cum vino etiam in vesica lapillos frangit, trita ex aceto impetigines reprimit, decocta cum croco tumores faucium mitigat, asperam arteriae canalem leviorem facit, excreantibus sanguinem miro modo subvenit, thoracis obstrictos sinus reserat, vitia pulmonis expurgat.

aber sie ist nicht schwer, solange sie nicht zu lange im Darm bleibt, und sie eilt ständig nach unten, so dass sie recht schnell wieder herauskommt. Frühe und armenische Pfirsiche (Aprikosen) sind jedoch leichter. Und was wir oben über die größeren Pfirsiche festgestellt haben, ist bei diesen Sorten weniger schädlich. Und in der Tat überwiegen die frühen Pfirsiche die armenischen in Bezug auf ihre Nützlichkeit für den Körper. Aus diesem Grund können sie eine Zeitlang auch an kranke Menschen abgegeben werden, jedoch nicht über das hinaus, was ihr Zustand zulässt. Ärzte sagen, dass eine Mahlzeit aus Pfirsichen den Körper nicht nährt. Galen rät dazu, sie nach einer Mahlzeit überhaupt nicht mehr zu essen, da sie verderben, wenn sie auf anderen Nahrungsmitteln schwimmen. Durch das Auflegen von zerkleinerten Pfirsichblättern werden Tiere, die den Bauch befallen, vernichtet und vertrieben. Diese Blätter, trocken und zu Pulver zerdrückt, schließen die jüngsten Wunden blutender Verletzungen. Der mit Öl und Essig zerkleinerte Pfirsichkern wird auf die schmerzende Stelle am Kopf aufgetragen, obwohl einige Leute es vorziehen, ihn nur mit Rosenöl einzureiben. Ein Tropfen Gummi, der aus dem Stamm des Pfirsichbaums austritt, heilt einen fließenden Magen (Durchfall). Dieser Tropfen, vermischt mit Wein, löst auch Blasensteine auf; in Essig aufgelöst, beendet er Ausschläge; mit Safran gekocht, beruhigt er die Schwellung des Rachens; er macht die Luftröhre glatter; er kommt auf erstaunliche Weise denen zu Hilfe, die Blut spucken; er öffnet die verstopften Brustkorbkanäle und beseitigt die Leiden der Lungen.

45. *De citrio*

Non una eademque virtus in omnibus citrii partibus continetur. nam semini acidam potestatem ac per hoc stypticam inesse manifestum est; denique praegnantibus fastidio laborantibus esui datum stomachum a nausia vindicat. tritum et in potione vini datum lieni medetur, querelis iecoris occurrit, aqua tritum et inspersum humidis vulneribus adhibetur. inde pernionibus ex ea singulare praesidium est. cortici austerior natura concessa est quae quantum valeat etiam de ipso odore testatur. modice sumptus aut potioni calidae diutius immersus beneficia maturae digestionis operatur. medicamentis quae purgando ventri praeparantur sucus eius admixtus turbationis periculum demit.

Fit ex citrio nobile antidotum tussientibus quod eximie pectus exonerat. diaprasion quidem apud medicos hoc vocatur, sed maxima virtus eius in citrio constituta est. id varie quidem apud multos, verum explorata et recepta eiusmodi compositione conficitur: citrii unciae VI, marrubii uncia I, hysopi uncia I, inulae uncia I, glycyrrhizae uncia I, iunci radicis uncia I, puleii scripuli VI, roris marini scripuli VI, pinea integra una, palmulae tostae XXI, caricae XXI. haec omnia in aquam fontanam infunduntur et ibi die ac nocte merguntur. postea aqua ipsa cum pigmentis, sicut

45. *Zitronatzitrone* (*Citrus medica L.*)

Es gibt nicht in allen Teilen der Zitronatzitrone ein und dieselbe Eigenschaft. In der Tat ist es offensichtlich, dass in ihren Samen eine saure und deshalb auch eine adstringierende Kraft steckt; daher befreit sie, wenn man sie schwangeren Frauen, die unter Nahrungsangst leiden, zum Essen gibt, deren Magen von Übelkeit. Zerkleinert und mit Wein verabreicht, heilt sie die Milz und wirkt Leberbeschwerden entgegen; mit Wasser zerkleinert, wird sie über nässende Wunden gegossen. Daraus folgt, dass dieses Wasser einen außergewöhnlichen Schutz gegen Erfrierungen an den Füßen bietet. Die Schale hat einen säuerlicheren Charakter, was durch ihren Geruch bezeugt, wie stark sie ist. Mäßig eingenommen oder für längere Zeit in ein heißes Getränk getaucht, sorgt sie für eine gute Verdauung. Ihr Saft, gemischt mit Medikamenten, die zur Magenreinigung vorbereitet wurden, verhindert eine Störung.

Aus der Zitronatzitrone wird ein berühmtes Antidot hergestellt, das die Brust von Hustenden hervorragend befreit. Von Ärzten wird es *dia prasion* (»durch Obst«) genannt, aber seine größte Wirkkraft findet sich in Zitronatzitrone. Es gibt viele, die es auf ihre eigene Weise zubereiten, aber hier ist eine bewährte Zubereitung, die gut angenommen wird: 6 Unzen Zitronatzitrone, 1 Unze Andorn, 1 Unze Bohnenkraut, 1 Unze Alant, 1 Unze Lakritze, 1 Unze Binsenwurzel, 6 Skripel Flohkraut, 6 Skripel Rosmarin, ein ganzer Pinienzapfen, 21 geröstete Datteln und 21 Trockenfeigen. Dies alles gieße man in Quellwasser und lasse es einen Tag und eine Nacht einweichen. Dann koche und reduziere man dieses Wasser mit dem Saft der Pflan-

infusa sunt, decoquitur ad tertias et inde colata mensura pari cum despumato melle miscetur mollique igniculo, ne aduratur, hoc usque incalescit donec subacta in mellis crassitudinem transeat.

46. De pruno

Pruni recens pomum ventrem resolvit, stomacho contrarium iudicatur sed omne hoc incommodum celeri digestione finitur. sicca non tantum molestiae praebent. Dioscorides sicca cocta alvum restringere existimat. quod Galenus non inmerito falsum esse contendit. quis enim nesciat ex passo discocta vel mulso ad solutionem ventris operaci maximeque proficere si decoctum ipsum cui sucus admixtus est sorbeatur? facit tamen et ipse differentias diversi generis in prunis ut Syriaca tantum putet minus alvum movere quod sint strictiora, Hispana vero plus solvere quod sint dulciora. idem ex omnibus prunis quae maiora et elata sunt, ea demum tenera et digestioni faciliora et ventri molliendo accommodata praesumit, minoribus omnia inesse contraria.

Est et agreste prunum austerioris fortiorisque virtutis. hoc siccum etiam veteres dysentericos certum est adiuvare.

zen, so wie er hineingegeben wurde, auf ein Drittel ein, siebe es, mische es in gleicher Menge mit abgeschäumtem Honig und erhitze es auf kleiner Flamme, ohne es zu verbrennen, bis es die Konsistenz von Honig erreicht.

46. *Pflaume* *(Prunus domestica L.)*

Die frische Frucht des Pflaumenbaums lockert den Magen und gilt als magenschädlich, doch macht eine schnelle Verdauung diesen Unannehmlichkeiten ein Ende. Trockenpflaumen weisen keinen solchen Nachteil auf. Dioskurides glaubt, dass gekochte Pflaumen den Magen straffen. Galen hat nicht Unrecht, wenn er sagt, dass dies nicht wahr ist. Wer hätte nicht wissen können, dass Pflaumen, die in Wein aus getrockneten Trauben oder in Wein, mit Honig gemischt, gekocht werden, den Magen entspannen und besonders wohltuend sind, wenn diese Frucht, mit welcher der Saft gemischt wurde, nach dem Kochen absorbiert wird? Er macht jedoch einige Unterschiede zwischen den verschiedenen Pflaumensorten, indem er der Meinung ist, dass syrische Pflaumen den Bauch umso weniger entspannen, je fester sie sind, spanische ihn aber umso mehr entspannen, je süßer sie sind. Es ist immer er, der davon ausgeht, dass von allen Pflaumen nur die größeren und längeren zart, leichter verdaulich und geeignet sind, den Bauch aufzuweichen, und dass die kleineren Pflaumen alle gegensätzlichen Eigenschaften in sich tragen.

Die Wildpflaume (Schlehe) hat eine bitterere und stärkere Eigenschaft. Es ist sicher, dass getrocknete Schlehenbeeren selbst den hartnäckig Ruhrkranken helfen. Der mit

gummi huius arboris cum vino potum calculos frangit, cum aceto tritum atque inlitum lichenas optime purgat. aqua in qua pruni folia decocta sunt gingivas et uvam itemque toxillas ab omni querela ore conluendo defendit, sed in vino decocta vehementius prosunt. radices itemque cortex eandem stypseos habent potestatem quae in foliis constituta est.

47. De mespilo

Mespili arborem Dioscorides contentus agrestem nominasse praeteriit, hoc tantum asseverans quod poma eius et folia virtute non discrepent. sed et ceteri diligentius qui et vocabulum eius aliud addiderunt. nam apud quosdam tricoccum nominari ex tribus granis quae ad seminis subolem retinet intus inclusa. austerissimum esse mespili fructum et ante virtutem gustus ostendit, sed fluxus ventris inmodicos fortissime detinet, stomachum dissolutum vehementer astringit. sunt qui putent et dentibus non leviter subvenire, si in dolore mandatur. folia quoque eius et cortex itemque radices tunsae et impositae cuicumque fervori tumorique subveniunt. sicca et trita cum melle ad cicatricem vulnus adducunt, hausta cum dulci solent sanguinem

Wein getrunkene Gummi dieses Baumes bricht Steine; mit Essig zerkleinert und angewendet, reinigt er Flechten sehr gut. Wasser, in dem Blätter des Pflaumenbaums gekocht worden sind, schützt Zahnfleisch, Gaumenzäpfchen und Rachenmandeln vor jeglicher Beschwerde, wenn man den Mund damit spült; in Wein gekocht haben diese Blätter eine wohltuendere Wirkung. Die Wurzeln und die Rinde haben die gleiche adstringierende Kraft wie die Blätter.

47. Mispel (Mespilus germanica L.)

Dioskurides, der sich damit zufriedengibt, die wilde Mispel erwähnt zu haben, sagt nicht mehr, sondern versichert lediglich, dass sich ihre Früchte und Blätter in ihrer Eigenschaft nicht unterscheiden. Aber die anderen waren aufmerksamer und fügten ihrem Namen einen weiteren Zusatz hinzu. Tatsächlich wird sie bei manchen wegen der drei Körner, welche die Frucht in sich enthält und die für die Produktion des Samens bestimmt sind, *tricoccum* (»dreikernig«) genannt. Im Geschmack ist die Mispelfrucht, noch bevor man die Wirkung spürt, sehr bitter, aber sie beendet sehr heftig den übermäßigen Bauchfluss (Durchfall) und strafft einen schlaffen Magen. Manche denken, dass sie eine große Hilfe bei Zahnschmerzen ist. Auch die Blätter sowie die Rinde und die Wurzeln, die zerdrückt und aufgetragen werden, heilen jedes Hitze- oder Schwellungsgefühl. Getrocknet und mit Honig zerkleinert, verursachen sie die Heilung einer Wunde; mit süßem Wein getrunken, helfen sie gewöhnlich denen, die Blut spucken; außerdem

reicientibus opem ferre, item in vino propinata veneficis potionibus repugnare.

48. De zizypho

Zizypha modicum cibum corpori praestant. licet illis saporis non nulla gratia lenocinetur, habent tamen plurima incommoda: aegre concoquuntur, sitim accendunt, praegravant stomachum, difficillimum reddunt ventris officium. ex quibus aspera vis eorum et primum ligno sortita deprehenditur. folia tamen vel ipsa poma contrita et imposita spleneticos et hydropicos adiuvare certissimum est. radicis et corticis eadem virtus habetur. quorum sucus ex melle coctus tussim mitigat, cum mero mixtus iecori medetur, vesicam levat urina largiore.

49. De fico

Ficorum natura calidissima est sed quod ad poma pertinet nimium recentibus austeritas inest et ideo tales stomachum inflant et intestina perturbant, modice quidem, nam statim per alvum defluit omnis iniuria. quae igitur maturiores sumptae sunt prope innocvae creduntur et corpus sic sicuti siccae saginant. antea denique athletae ficis alebantur

bekämpfen sie, in Wein getrunken, gewöhnlich giftige Getränke.

48. Brustbeere/Jujube *(Ziziphus jujuba Mill.)*

Brustbeeren ernähren den Körper mäßig. Obwohl ein nicht unangenehmer Geschmack für sie spricht, haben sie viele Nachteile: Sie werden nur schwer verdaut, machen durstig, belasten den Magen und machen es dem Bauch sehr schwer zu funktionieren (sie erschweren den Stuhlgang). Daraus leiten wir ab, dass ihre Kraft bitter ist und hauptsächlich im holzigen Teil liegt. Es ist jedoch ziemlich sicher, dass die Blätter oder die Früchte selbst, zerkleinert und aufgetragen, denen helfen, die an Milz und Wassersucht leiden. Es wird angenommen, dass die Wurzel und die Schale die gleiche Eigenschaft haben. Ihr in Honig gekochter Saft lindert Husten; wenn er mit reinem Wein vermischt wird, heilt er die Leber und entlastet die Blase, indem er häufigeres Urinieren verursacht.

49. Feige *(Ficus carica L.)*

Feigen sind von Natur aus sehr warm, aber was die Früchte betrifft, so wohnt allzu frischen Herbheit inne; deshalb schwellen solche Feigen den Magen an und stören den Darm, aber nur mäßig; in der Tat verschwindet jedes Unbehagen sofort durch den Bauch. Reif gegessene Feigen haben den Ruf, fast keinen Schaden anzurichten; sie nähren den Körper genauso wie die getrockneten. Infolgedessen

priusquam eos Pythagoras exercitator ad carnis usum, qui fortior cibus est, transtulisset. siccae tritae et impositae vehementes tumores aut maturant aut discutiunt efficacius si eis nitrum vel iris accesserit. coctae ex aqua cum hysopo dant potionem quae pectus expurgat. item coctae cum vino sedi tumenti praestant salutare fomentum. ipsae panno inlitae et impositae paniculas, parotidas, furunculos rumpunt. item cum feno Graeco ex aqua decoctae fomentum faciunt quod extinguit vitia matricum. cum ruta et melle dant sucum qui a pleureticis et pulmone vitiatis salubriter hauritur. cum aeris flore contritae molestissimis tibiarum vulneribus imponuntur. tritae cum sale scorpionum plagis medentur. canceratis quanto pinguiores fuerint tritae et impositae tanto efficacius subveniunt. hydropicos extrinsecus siccant ex vino contusae et cum absinthio et hordeacia farina, in modum cataplasmatis adunatae. combustae et tritae et ceroto ⟨mixtae perniones sanant …⟩.

50. *De sorbo*

Plurimis medicis placet sorba pro medicamento magis quam pro cibo esse sumenda. et quidem alba adhuc et semi-

aßen Athleten früher Feigen, bevor Pythagoras als Trainer sie zur Verwendung von Fleisch brachte, einem Nahrungsmittel mit mehr Kraft. Getrocknete Feigen, zerkleinert und aufgetragen, lassen heftige Schwellungen reifen oder lösen diese besser auf, wenn Natron oder Iris hinzugefügt werden. In Wasser mit Bohnenkraut gekocht, geben sie ein Getränk, das die Brust reinigt. Ebenso in Wein gekocht, bieten sie auch einem geschwollenen Gesäß einen wohltuenden Balsam. Auf einem Tuch ausgebreitet und aufgetragen, öffnen sie Abszesse, Parotiden und Furunkel. Auf die gleiche Weise, in Wasser mit Bockshornklee gekocht, ergeben sie einen Balsam, der Gebärmutterbeschwerden verschwinden lässt. Der Saft wird mit Weinraute und Honig verabreicht und bei Lungenentzündung und Lungenproblemen vorteilhaft getrunken. Mit Kupferblüte zusammen zerkleinert, werden sie auf die schmerzhaftesten Wunden der Lunge aufgetragen. Mit Salz zerkleinert, heilen sie Skorpionstiche. Zerquetscht und aufgetragen, helfen sie denjenigen, die an Geschwüren leiden, umso wirksamer, je fleischiger sie sind. In Wein mit Wermut und Gerstenmehl zerkleinert, wie in einem Wickel vermischt, trocknen sie bei äußerer Anwendung die Wassersüchtigen. Verbrannt, zerkleinert und mit Wachssalbe vermischt, heilen sie Erfrierungen an den Füßen ⟨…⟩

50. *Speierling* *(Sorbus domestica L.)*

Die meisten Ärzte sind der Meinung, dass Speierling als Medikament und nicht als Nahrungsmittel eingenommen werden sollte. Tatsächlich kämpfen diejenigen (Früchte),

cruda delecta vehementius solutioni ventris obsistunt, stomachum praegravant, verum tamen matura siccata sublevant stomachum, fastidium pellunt, vulnera interaneis innata deleniunt. quidam sicca sorba in farinam tunsa solverunt et pro polenta cum vino spleneticis et iecore laborantibus maximeque pulmonis molestiam sentientibus obtulerunt. aqua in qua decocta sunt non minus et ipsa causis supradictis potui oblata succurrit, dysentericis iniecta medicatur.

51. De siliqua

Siliquae recentes stomachum avertunt, alvum resolvunt, eaedem siccatae in contrarium compescunt. cibus earum ad urinam proficit commovendam. traditur ad stomachi dolorem non leve praesidium, si ternae in sextario aquae ad dimidium decoquantur isque sucus per dies quinque continuos hauriatur. Galenus de siliquis pessime sentit quod vix digerantur et ventrem restringant et humores noxios nutriant.

die gepflückt werden, während sie noch weiß und halbreif sind, recht energisch gegen eine Erschlaffung des Magens und eine Überlastung des Magens. Doch die getrockneten und reifen Früchte hellen den Magen auf, vertreiben den Ekel vor dem Essen und beruhigen Wunden im Darm. Einige haben getrocknete und zerdrückte Speierlinge in Mehl aufgelöst und sie anstelle von Gerstenbrei mit Wein für Milzkranke, Leberkranke und vor allem für diejenigen, welche die Auswirkungen einer Krankheit spüren, die ihre Lungen befällt, in Brei gepackt. Nicht weniger hilfreich ist das Wasser, in dem die Speierlinge gekocht wurden, und dieses Wasser, das zu trinken gegeben wird, heilt die oben genannten Krankheiten; als Einlauf heilt es Ruhrkranke.

51. *Johannisbrotbaum* *(Ceratonia siliqua L.)*

Frische Johannisbrotbohnen kehren den Magen um und lockern den Bauch, aber wenn sie trocken sind, ziehen sie ihn an. Die Einnahme von Johannisbrot ist beim Urinieren nützlich. Es wird berichtet, dass sie keine leichte Hilfe gegen Bauchschmerzen sind, wenn man drei von ihnen in 1 Krug Wasser kocht, bis sie um die Hälfte reduziert sind, und diesen Absud fünf Tage hintereinander trinkt. Galen hat eine sehr schlechte Meinung von Johannisbrot, weil es seiner Meinung nach schwer verdaulich ist, den Magen strafft und schädliche Säfte nährt.

52. *De cerasio*

Cerasi viride pomum ventrem humectat et provocat, aridum siccat et detinet. stomacho viride contrarium, siccum perquam utile accipitur. hoc quidam existimant et urinam movere. a non paucis auctoribus traditur, si mane recentia cum suis nucleis devorata sint, alvum tam copiose fluere ut ex eadem causa etiam pedes morbo impliciti liberentur.

Fit ex his diacerasion quod omnibus notum est. Galeno placet non unam in omnibus cerasi pomis esse virtutem. nam in quibusdam austerus sapor, in quibusdam acidus, in quibusdam dulcis apparet. et vult austera ad hoc valere ut ventrem constringant, stomachum vero confirment. acida iudicat flegmate abundantibus stomacho oportuna. nam magis siccant et crassitudinem densioris humoris incidunt. dulcia stomacho adversa pronuntiat, citius tamen per intestina defluere. gummi, quod truncus inlacrimat, exasperatas arterias optime lenit, si in vino vetere detur in sorbitione resolutum. simili modo datum fastidium stomachi nausiantis avertit et e facie foeditatem palloris excludit. cum mero haustum calculos etiam quibus vesicae canalis obstruitur in harenae pulverem solvit.

52. *Kirsche* *(Prunus avium L., Prunus cerasus L.)*

Die frischen Früchte des Kirschbaums befeuchten den Bauch und regen ihn an, trocknen ihn aber, wenn sie trocken sind, aus und verstopfen ihn. In frischem Zustand ist die Kirsche magenunfreundlich, in trockenem Zustand ist sie jedoch recht vorteilhaft. Manche Leute glauben, dass diese Frucht auch zum Urinieren veranlasst. Nicht wenige Autoren berichten, dass, wenn man morgens frische Kirschen ist, ohne sie mit dem Kern zu kauen, der Magen so schlaff wird, dass die von einer Krankheit geplagten Füße davon befreit werden.

Aus diesen Früchten wird das Medikament *dia cerasion* (»durch Kirschen«) gemacht, das jedem bekannt ist. Galen ist der Meinung, dass in allen Früchten des Kirschbaums nicht nur *eine* Eigenschaft steckt. Tatsächlich tritt bei manchen ein bitterer Geschmack auf, bei manchen ein saurer, bei manchen ein süßer. Und er behauptet, dass Bitterkirschen die Fähigkeit haben, den Magen zu straffen und zu stärken. Er hält Sauerkirschen für gut für diejenigen, deren Mägen voller Schleim sind. Das liegt daran, dass sie stärker austrocknen und die Konsistenz eines zu dicken Safts auflösen. Er sagt, dass Süßkirschen dem Magen entgegengesetzt seien, aber recht schnell durch den Darm verschwänden. Das aus dem Stamm austretende Gummi beruhigt die Luftröhre sehr gut, wenn es, in einem Getränk aufgelöst, in altem Wein gegeben wird. Auf eine ähnliche Weise verabreicht, nimmt es einem übelkeiterregenden Magen den Ekel vor dem Essen und lässt den hässlichen Anblick eines blassen Teints aus dem Gesicht verschwinden. Mit purem Wein getrunken, löst es auch Steine, durch die der Blasenkanal blockiert wird, zu einem sandigen Pulver auf.

53. *De amygdalo*

Amygdalum recens, ut multis videtur, stomachum onerat. Dioscorides etiam prodesse stomacho arbitratur, si cum folliculo suo nucleus devoretur. caput praegravat, galiginem nutrit, cupiditatem veneriae voluptatis accendit. sicca etiam contra ebrietatem valent, si ante vinum quinque sumantur. sitim ex his inflammari illo argumento docetur quod vulpis cum amygdala devoraverit nec aquam in proximo habuerit interire creditur. somnum faciunt, urinam movent, feminarum iusta praecipitant. cum amulo et menta trita et in potionem perducta sanguinem reicientibus prosunt. oleum in quo decocta sunt infusum capiti caducos et lethargicos excitat. ulceribus canceratis et caninis morsibus trita cum melle subveniunt. dolores iocineris ac renium decoctorum in aqua potus extinguit, admixto modico passo quo solet potionis eiusmodi amaritudo leniri. cum resina terebinthina pro ecligmate data calculos frangunt, obstrictum canalem vesicae laborantis pervium praestant. tussi et colo prosunt cum elelisfaco ac melle contrita et in abellanae nucis magnitudine sumpta.

Fit medicamentum ex amaris amygdalis, quod Dioscorides dia amygdalon picron appellat, spleni et iocineri maxi-

53. *Mandel* (*Prunus dulcis [Mill.] D. A. Webb*)

Die frische Mandel, so scheint es vielen, belastet den Magen. Dioskurides ist jedoch der Meinung, dass es auch für den Magen vorteilhaft ist, wenn man die Mandel mit der Haut isst, ohne sie zu kauen. Sie beschwert den Kopf, hält Augentrübungen aufrecht und entzündet die Lust und das sexuelle Verlangen. Trocken sind sie wirksam gegen Trunkenheit, vorausgesetzt, man nimmt fünf von ihnen vor dem Wein ein. Dass sie den Durst stillen, lehrt uns die Tatsache, dass man glaubt, dass ein Fuchs stirbt, wenn er Mandeln geschluckt hat, ohne sie zu kauen und ohne Wasser in der Nähe zu haben. Sie lassen Frauen schlafen, urinieren und lösen die Menstruation aus. Mit Stärke und Minze zerkleinert und dann in ein Getränk gegeben, sind sie wohltuend für diejenigen, die Blut spucken. Das Öl, in dem sie gekocht und über den Kopf gegossen wurden, weckt diejenigen auf, die an Fallsucht (Epilepsie) und Lethargie leiden. Mit Honig zerkleinert, heilen sie geschwürige Wunden und Hundebisse. Ein Getränk, das aus dem Wasser, in dem sie gekocht werden, hergestellt wird, lässt Leber- und Nierenschmerzen verschwinden, wenn ein wenig Passum untergemischt wird, was üblicherweise die Bitterkeit eines solchen Getränks verringert. Sie werden mit Terebinthenharz verabreicht und brechen Steine auf, wodurch der blockierte Kanal einer schmerzhaften Blase freigegeben wird. Mit Salbei und Honig zerkleinert und in einer Dosis eingenommen, die der Größe einer Haselnuss entspricht, sind sie vorteilhaft bei Husten und Kolitis.

Bittermandeln werden zur Herstellung eines Medikaments verwendet, das Dioskurides als *dia amygdalon pi-*

meque aurugini necessarium, quod conficitur sic: amygdalorum unciae II, gentianae unciae IIII, anesi unciae II, absinthii Pontici uncia I, omnia simul tunsa cribrantur, ex eo pulvere coclearium ex aqua datur. mulsam miscent qui nimiam amaritudinem vitant. vehemens hoc esse etiam domesticis in uxore servata experimentis probavi.

Gummi, quod amygdali arbor exsudat, mixtum potioni reicientibus sanguinem saluberrimum creditur, tussim mitigat cum mero potum. eadem et ceteris arboris partibus vis inesse traditur, ut folia vel cortex ad tempus assumpta aperiant, purgent et extenuent.

54. *De abellana*

Abellanae in cibo sumptae dolorem capiti incutiunt, stomachum inflatione distendunt, corpori sane pinguedinem conferunt. siccae si in vaso fictili torreantur, distillationibus mitigandis utilissime offeruntur. tritae ex aqua mulsa potaeque etiam vetustissimae tussis molestiam sedant. alii tritas et cum passo bibendas dederunt ad pulmonis et ieco-

kron (»durch Bittermandeln«) bezeichnet und das gegen Erkrankungen der Milz und der Leber und insbesondere gegen Gelbsucht unentbehrlich ist. Es wird wie folgt hergestellt: 2 Unzen Mandeln, 4 Unzen Enzian, 2 Unzen Anis und 1 Unze pontischer Wermut; das Ganze zusammen zerdrücken und sieben; 1 Esslöffel dieses Pulvers in Wasser geben. Diejenigen, die zu viel Bitterkeit vermeiden wollen, mischen es mit Mulsum. Ich habe durch Experimente, die ich in meiner Familie durchgeführt habe, die Wirksamkeit dieses Mittels überprüft, das meiner Frau das Leben gerettet hat.

Das Gummi, das der Mandelbaum ausscheidet, soll, wenn es mit einem Getränk vermischt wird, sehr gut für diejenigen sein, die Blut spucken; mit reinem Wein getrunken, lindert es den Husten. Es wird berichtet, dass diese Eigenschaft auch in anderen Teilen des Baumes vorhanden ist, da die Blätter oder die Rinde, zum richtigen Zeitpunkt genommen, loslassen, reinigen und heilen.

54. *Haselnuss* *(Corylus avellana L.) – siehe auch 113*

Zu den Mahlzeiten eingenommen, verursachen Haselnüsse Kopfschmerzen, dehnen den Magen durch Aufblasen auf und machen ihn recht dick. Nachdem sie in einem Tonbehälter geröstet worden sind, werden sie trocken sehr vorteilhaft verabreicht, um Katarrhe aufzuweichen. In Mulsum zerkleinert und getrunken, lindern sie selbst den unangenehmsten Husten. Andere haben zerkleinerte Haselnüsse zu trinken gegeben und mit Passum gemischt, um Lungen- und Leberkrankheiten zu heilen. Viele haben zerkleinerte

ris vitia sananda. multi tritas cum pipere miscuerunt et cum vino propinatas contra catarrum et tormenta ventris et urinae distillantis angustias valere senserunt. cum axungia vel adipe ursina contritae et alopeciis inlitae capillorum damna restituunt. aiunt oculos infantium caesiorum ad colorem nigrum posse revocari, si adustae cum oleo conterantur et ex eo cerebrum assidue perungatur.

55. *De pistacio*

Pistaciorum virtus austera et styptica et prope aromatis gratis iuncta colligitur. ideoque etiam stomacho accommodata creduntur. maxime tamen constat et thoracis, item pulmonis et iecoris vitia purgari. trita cum vino contra morsum serpentium prosunt.

56. *De castanea*

Castaneae ex omnibus fortissimum quidem cibum corpori praestant sed qui difficile concoquatur. coctae in carbonibus vel in fictili sicco vaso assatae et cum melle ieiunis datae tussientibus prosunt. aqua in qua cum suo cortice deco-

Haselnüsse mit Pfeffer gemischt und festgestellt, dass sie, wenn sie mit Wein getrunken werden, wirksam gegen Katarrh, heftige Bauchschmerzen und Schwierigkeiten durch tropfenweise austretenden Urin sind. Mit Achsenschmiere oder Bärenfett zerkleinert und bei Alopezie (Fuchsräude) angewendet, lassen sie Haare nachwachsen. Man sagt, dass sich die blaugrauen Augen von Kleinkindern schwarz färben können, wenn gebratene Haselnüsse mit Öl zerkleinert werden und wenn der Kopf des Kindes regelmäßig damit bestrichen wird.

55. *Pistazie* *(Pistacia vera L.)*

Dass die Eigenschaft der Pistazien bitter, adstringierend und sozusagen mit einem angenehmen Geschmack verbunden ist, kann man erschließen. Dies führt uns zu der Annahme, dass sie auch für den Magen geeignet sind. Es ist jedoch erwiesen, dass es Erkrankungen des Brustkorbs, der Lunge und der Leber sind, die geheilt werden. Mit Wein zerkleinert, sind sie wohltuend.

56. *Esskastanie/Marone* *(Castanea sativa Mill.) – siehe auch II 4*

Von allen Nüssen liefert die Esskastanie sicherlich die stärkste Nahrung für den Körper, ist aber schwer verdaulich. Auf Kohlen gekocht oder in einem trockenen Tontopf gebraten und auf nüchternen Magen mit Honig verabreicht, sind Esskastanien wohltuend für diejenigen, die husten.

quuntur coeliacis, dysentericis, sanguinem excreantibus bibenda haud inutiliter propinatur. interior membrana quae corticem fructumque discernit ad tertiam partem decocta in aqua et potui oblata mire alvum fluentem refrenat, adeo ut Dioscorides putet etiam cathartico dato per hanc potionem iri obviam posse, si plus quam necesse sit purget.

57. *De nuce*

Nux viridis utpote adhuc aquatioris humoris styptica et frigida virtute censetur. potest denique et stomacho aliquid vigoris adquirere et ventrem cum garo sumpta mollire. nuces siccae duae cum caricis duabus et viginti rutae foliis addito salis grano simul conteruntur. nullis venenis opprimi poterit ea die qua quisque ieiunus acceperit. inter Kalendas et Idus Iulias centum numero nuces, statim ut arbori demptae sunt, cortice adhaerente quassantur. his admiscentur aluminis scissi librae tres et in novo fictili vaso ponuntur. super haec infunduntur olei boni librae III et diligenter in loco neque humido neque nimium sicco obruuntur; post nonaginta dies dabunt oleum quod fluentium capillorum damna restituat.

Das Wasser, in dem sie mit ihrer Schale kochen, wird nicht ohne Nutzen denjenigen zu trinken gegeben, die unterleibskrank sind oder an Ruhr und Blutspucken leiden. Die Membran, die den Kern von der Frucht trennt, wird in Wasser gekocht, bis sie auf ein Drittel verkleinert ist, und zum Trinken gegeben; sie hält einen schlaffen Magen wunderbar zurück, so dass Dioskurides sogar glaubt, man könne mit diesem Trank ein Abführmittel, das man gegeben hat, beseitigen, wenn es mehr als nötig reinigt.

57. *Walnuss* *(Juglans regia L.)*

Es wird angenommen, dass die grüne Walnuss, da ihr Saft noch recht wässrig ist, eine adstringierende und kalte Kraft hat. Sie kann daher den Magen mit etwas Energie versorgen und, mit Garum eingenommen, den Magen aufweichen. Zwei trockene Walnüsse werden gleichzeitig mit zwei getrockneten Feigen, 20 Weinrautenblättern und einem Salzkorn zerkleinert. An dem Tag, an dem diese Mischung auf nüchternen Magen eingenommen wird, kann er nicht von Gift bedrängt werden. Zwischen den Kalenden und den Iden des Juli (1. und 15. Juli) knacke man Nüsse, 100 an der Zahl, sobald sie vom Baum gepflückt worden sind und solange die Schale noch an ihnen haftet. Dem füge man 3 Pfund Spalt-Alaun hinzu und gebe es in einen neuen Tonbehälter. Darüber gieße man 3 Pfund gutes Öl und lagere es sorgfältig an einem Ort, der weder zu nass noch zu trocken ist. Nach 90 Tagen werden diese Walnüsse ein Öl geben, das verlorene Haare nachwachsen lässt.

58. *De pinea*

Fortissimus ex nucleis cibus est et humores optimos gignit et sitim sedat et stomachi acrimoniam temperat. purgat urinam. praestat antidoti vicem cum laseris uncia I, nitri uncia I, cymini uncia I, palmularum uncia I: omnia in oxymeli resoluta oxyporium iocundissimum praestant si uncia nuclei triti simul accipiatur. cum uvis passis frequentius nuclei sumpti excitare creduntur tardiores ad usus veneriae voluptatis. ipsae pineae cum resina quam gerunt tunsae singulae in singulis sextariis ⟨aquae⟩ ad dimidium decoquuntur. ex eo cotidie binos haurire cyatos excreantibus sanguinem salutare est. cortex arboris decoctus in vino efficacissimam potionem contra ventris tormina subministrat.

59. *De myxis*

Id namque manifeste stypticae virtutis apparet et frigidae quamvis plurimum illis de rigore siccitas decoquat. verum et ardores febricitantium extinguit ore compressum et sitim mitigat et in cibo sumpta stomachum erigunt, solutioni ventris obsistunt. trita et cum polline imposita collectiones suppurare non patiuntur. ossa combusta et in pulverem

58. *Pinie* *(Pinus pinea L.)*

Unter den Nüssen ist der Pinienkern das Nahrungsmittel mit der größten Kraft; er erzeugt die besten Säfte, beruhigt den Durst und mildert die Magensäure. Er lässt einen urinieren. Mit 1 Unze Silphion, 1 Unze Natron, 1 Unze Kreuzkümmel, 1 Unze Datteln ersetzt er ein Antidot: Alles ergibt, in Honigessig aufgelöst, eine sehr angenehme Verdauungsmedizin, wenn gleichzeitig 1 Unze zerkleinerte Pinienkerne eingenommen werden. Pinienkerne, die oft mit Trauben eingenommen werden, haben den Ruf, diejenigen zu stimulieren, die zu schlaff sind, sexuelles Verlangen umzusetzen. Pinienzapfen, die mit dem von ihnen produzierten Harz zerdrückt werden, kocht man in je 1 Krug Wasser, bis sie auf die Hälfte reduziert sind. Für diejenigen, die Blut spucken, ist es von Vorteil, täglich 2 Becher (davon) zu trinken. Die Rinde des Baumes, in Wein gekocht, ist ein sehr wirksames Getränk gegen Darmkoliken.

59. *Schwarze Brustbeere* *(Cordia myxa L.)*

Es ist in der Tat klar, dass sie adstringierende und kalte Eigenschaften hat, auch wenn das Trocknen die meisten ihrer kalten Eigenschaften entfernt. Im Mund zerkleinert, löscht sie das brennende Fieber der Erstickenden und mildert den Durst; zu den Mahlzeiten eingenommen, gibt sie dem Magen wieder Kraft und wirkt einer Erschlaffung des Bauches entgegen. Zerstoßen und mit feinem Mehl aufgetragen, lässt sie Ansammlungen nicht eitern. Die gebrannten und zu Pulver zerkleinerten Kerne, begleitet von Butter und

redacta, butyro et melle comitantibus, non abiecti vigoris xerocollyrium praestant.

60. De spomelidibus

Hoc pomum Dioscorides frigidissimum affirmat atque ideo et laborem digestionis incutere. stypticum tamen et stomacho accommodatum plerique dixerunt. arboris eius natura cum malis congruit, aliquanto quidem infirmior, sed ut diximus propemodum potest causis similibus assumpta medicari.

Appendix

61. De vino costato faciendo

Accipe costum et purga illud radendo corticem eius ut nihil amari in eo remaneat. tum terito et cernito diligitissime. deinde sume mustum forte et dulce, ita recens ut eodem die sit expressum, et mitte inde in vas novum bene picatum modios duodecim. in quod de costo dimidia libra mittenda est, scilicet per unumquemque modium pondus denariorum duodecim. tum vas firmissime claudendum est et triginta vel quadriginta dies ita dimittendum. simum tamen esse debet palmum unum propter fervorem musti. aliqui

Honig, ergeben eine trockene Augensalbe mit einer ungewöhnlichen Wirksamkeit.

60. *Elsbeere* (*Sorbus torminalis [L.] Crantz*)

Dioskurides behauptet, dass dieses Obst sehr kalt wirkt und deshalb die Verdauung unterbricht. Die meisten haben jedoch gesagt, dass es adstringierend ist und in den Magen passt. Die Beschaffenheit dieses Baumes stimmt mit der seiner Früchte überein, aber er ist auf jeden Fall etwas schwächer; aber in ähnliche Fälle vertieft, kann er, wie wir gesagt haben, auf ähnliche Weise heilen.

Appendix

61. *Wein, herzustellen mit Kostwurz* (*Costus L.*)

Nimm Kostwurz und reinige sie, indem du ihre Rinde abkratzt, damit nichts Bitteres in ihr bleibt. Dann mahle und siebe sie sehr sorgfältig. Als Nächstes nimm einen starken, süßen Most, der so frisch ist, dass er noch am selben Tag ausgepresst wurde, und füge 12 Scheffel davon in ein neues Gefäß, das gut mit Pech bedeckt ist. In dieses Gefäß fülle ½ Pfund Kostwurz, was ein Gewicht von 12 Denar pro Scheffel bedeutet (1 Denar entspricht hier also 1 Skripel). Dann schließe den Behälter sehr fest und lasse ihn 30 oder 40 Tage lang so stehen. Oben lasse aber Platz von 1 Handbreit frei für die Gärung des Mostes. Manche legen für das

mittunt in eandem musti mensuram costi libram, aliqui libram et dimidiam.

62. Confectio liquaminis quod oenogarum vocant

Capiuntur pisces natura pingues, ut sunt salmones et anguillae et alausae et sardinae vel aringi, et fit ex eis atque ex herbis odoratis aridis cum sale compositio talis. praeparatur vas bene solidum ac bene picatum capax trium vel quattuor modiorum, sumunturque herbae aridae bene olentes tam de horto quam de agro, utputa anetum coliandrum feniculum apium satureia sclareia ruta menta sisymbrium ligusticum puleium serpullum origanum vettonica argemonia, et ex his in fundo vasis primus ordo consternitur. tum ex piscibus si minores fuerint integris, si maiores in frusta concisis alter ordo componitur. super hunc tertius ordo salis binos digitos altus adicitur. atque in hunc modum his tribus herbarum et piscium salisque ordinibus supra invicem alternantibus vas est usque ad summitatem implendum, tum addito operculo claudendum atque ita per dies septem dimittendum. quibus transactis per continuos viginti dies cottidie bis vel ter palo ligneo in modum remi formato compositio ista usque ad fundum est commovenda. quibus expletis liquor qui de hac compositione defluxit colligitur atque in hunc modum ex eo liquamen vel oenogarum conficitur. sumuntur huius liquoris sestarii duo et cum dimidio boni vini sestario commiscentur, tum quattuor herba-

gleiche Maß an Most 1 Pfund Kostwurz ein, andere 1½ Pfund.

62. Herstellung einer Soße, die man Oenogarum nennt

Man fängt von Natur aus fetten Fisch – wie es etwa Lachs, Aal, Alse (Maifisch), Sardinen oder Heringe sind – und macht daraus und aus trockenen, aromatischen Kräutern mit Salz die folgende Mischung: Man bereitet einen sehr festen und gut verpichten Topf mit einem Fassungsvermögen von 3 oder 4 Scheffeln zu. Man nimmt getrocknete, süß duftende Kräuter aus dem Garten und vom Feld – Dill, Koriander, Fenchel, Sellerie, Bohnenkraut, Muskateller-Salbei, Weinraute, Minze, wilde Wasserminze, Liebstöckel, Flohkraut, wilder Thymian, Oregano, Betonie, Argemonia –, und man legt zuerst eine Schicht davon auf den Boden des Behälters. Dann macht man eine zweite Schicht Fische, ganz, wenn sie klein sind, und in Stücke geschnitten, wenn sie größer sind. Darauf kommt eine dritte Schicht Salz, 2 Fingerbreit hoch. Auf diese Weise füllt man den Behälter bis ganz nach oben mit drei Schichten Kräutern, Fisch und Salz. Dann setzt man den Deckel auf, verschließt den Behälter und lässt ihn sieben Tage stehen. Wenn diese Tage verstrichen sind, rührt man die Mischung 20 aufeinanderfolgende Tage lang zwei- oder dreimal täglich mit einem Holzpfahl wie mit einem Ruder bis zum Boden um. Danach wird die Flüssigkeit, die sich gelöst hat, aufgefangen, und daraus wird das Oenogarum (Wein-Fisch-Soße) wie folgt hergestellt: Man mischt 2 Krug dieser Flüssigkeit und ½ Krug guten Wein, dann fügt man je eine

rum aridarum singuli manipuli in hanc mixturam coiciuntur, aneti videlicet et coliandri et satureiae atque sclareiae. feni Graeci quoque seminis pugillus unus adicitur, et de aromatibus piperis grana triginta vel quadraginta, costi pondo denarii tres, cinnami similiter, caryophylli similiter. haec minute contrita eidem liquori permiscentur. tum vel in ferreo vel in aereo vase compositio haec tam diu coquenda est quousque ad unius sestarii mensuram perveniat. prius tamen quam percoquatur mellis despumati selibram in eam adici oportet. quae cum percocta fuerit more potionum per saccum colari debet usque ad claritatem, fervens tamen sacco infundenda est. eliquata vero et refrigerata in vase bene picato servatur ad obsonia condienda.

⟨63. De malis cydoneis suci confectio⟩

De malis cydoneis suci confectio utilissima est fastidiosis et is qui non digerunt cibos. conficitur autem sic. ⟨sumuntur⟩ malorum cydoneorum maiorum et suavium suci sestarii duo, cui admisces mel optimum alterum tantum, aceti vero heminam. et haec super carbones ardentes coquis mediocriter, et despumato addis gingiber ÷ III, piper album ÷ II, et sic iterum super carbones ardentes coquis ad mellis spissitudinem.

Hoc medicamen non solum is qui defectionem habent stomachi quam Graeci atoniam vocant ⟨utile est⟩, sed et qui atoniam hepatis patiuntur iuvat similiter. manifestum est

Handvoll von vier trockenen Kräutern – Dill, Koriander, Bohnenkraut und Muskateller-Salbei – in diese Mischung, eine Handvoll Bockshornkleesamen, 30 oder 40 Samen von aromatischem Pfeffer, 3 Denar (1 Denar entspricht hier 1 Skripel) in Gewicht Kostwurz, dieselbe Menge Zimt und Gewürznelke hinzu. Man zerdrückt diese fein und fügt sie zu der Flüssigkeit hinzu. Dann kocht man diese Mischung entweder in einem Eisen- oder in einem Bronzegefäß, bis sie auf 1 Krug reduziert ist. Bevor sie gekocht wird, fügt man ½ Pfund abgeschäumten Honig hinzu, und wenn dieser eingekocht ist, seiht man ihn durch einen Trinkbeutel ab, bis er klar ist, und gießt ihn kochend heiß in einen Beutel. Abgeseiht und abgekühlt wird er in einem gut gestellten Glas aufbewahrt und dient als Speise.

63. *Herstellung von Quittensaft*

Ein Rezept für Quittensaft ist sehr nützlich für Menschen, die keinen Appetit haben und die ihr Essen nicht verdauen können. Er wird auf diese Weise hergestellt. Nimm 2 Krug Saft von sehr großen, süßen Quitten. Dazu eine gleiche Menge besten Honig und 1 Schoppen Essig. Koche diese vorsichtig über heißen Kohlen, und nachdem die Flüssigkeit abgeschöpft ist, füge 3 Unzen Ingwer und 2 Unzen weißen Pfeffer hinzu, koche diese Mischung erneut über heißen Kohlen bis zur Konsistenz von Honig.

Dieses Mittel ist nicht nur für diejenigen nützlich, die eine Magenschwäche haben, welche die Griechen *atonia* (»Spannungslosigkeit«) nennen, sondern ist ebenso wirksam für diejenigen, die eine Leberschwäche haben. Es liegt

enim quia maxime ieiunis dari oportet usque ad coclear. nocet autem nihil vel minime si post cibum quis (eum) accipiat. bene accipitur si ieiunus accipiat, et si post cenam vult accipere: optimum autem tempus est ante duas aut tres horas ut ante cibum accipiatur. quibus autem ex distemperatione caloris stomachus patitur vel quibus ex cholerico humore repletur, iuvat remoto vel subtracto gingibere et pipere.

Sucus malorum cydoneorum datur cum aceto et melle tantum coctus sicut superius scriptum est. et si in ista confectione addatur dacrydium ÷ III, catharticum utile fit stomacho.

⟨64.⟩ Omfacomeli

Uvas colligis eo tempore cum mustum iam incipiunt habere et maturefacere sic tamen ut nondum manducari possint, id est mense Augusto. de hoc musto earum mensuras et quantum volueris mittis. et sic facies et mittis e contra mellis partes duas et coquis igni molli, id est paulatim, donec tertia pars decoquatur et remaneant duae, et reponis in vaso vitreo. alii mittunt musti partes duas et mellis tertiam.

Facit autem ad ea quae intra os nascuntur ulcera omni aetati, facit ad omnem aestum aegrotantibus et quos lues possidet et ad dysentericos et ad eos qui ⟨de⟩ stomacho querun-

auf der Hand, dass der Patient etwa 1 Esslöffel Honig nehmen sollte, am besten auf nüchternen Magen. Aber es schadet nicht oder nur sehr wenig, wenn man es nach dem Essen einnimmt. Es ist gut, wenn es auf nüchternen Magen eingenommen wird, oder, wenn gewünscht, nach einer Mahlzeit; aber die beste Zeit dafür sind zwei oder drei Stunden vor dem Essen. Für diejenigen aber, die unter einer Überhitzung des Magens leiden oder die voll Gallensaft sind, ist es hilfreich, den Ingwer und den Pfeffer wegzulassen.

Quittensaft wird, nur mit Essig und Honig gekocht, gegeben, wie zuvor beschrieben ist. Wenn man dieser Zubereitung noch 3 Unzen Purgierwinde hinzufügt, entsteht ein nützliches Abführmittel für den Magen.

64. *Omphacomeli* *(Sirup aus unreifen Oliven oder Trauben mit Honig)*

Man pflücke die Trauben zu einem Zeitpunkt, an dem sie schon anfangen, Saft zu haben und zu reifen, aber noch nicht gekaut werden können, also im August. Nimm so viel Most von diesen Trauben, wie du willst; nachdem du das getan hast, gib zwei Teile Honig hinein und koche die Mischung über einem langsamen Feuer (also lasse sie köcheln), bis ein Drittel verkocht ist und zwei Drittel übrig bleiben; bewahre sie in einem Glasbehälter auf. Manche geben zwei Teile Most und ein Teil Honig dazu.

Es lindert die Geschwüre, die in jedem Alter im Mund entstehen; es hilft Patienten mit Fieber, denen, die von der Pest befallen sind, denen mit Ruhr und denen, die über

tur et ad digestionem. datur autem in aqua calida ad modum coclearia duo, et sic acceptum medicamentum valet. sane autem ad eos qui sitim patiuntur vel quibus pulmo aruerit vel is qui vinum desiderant dabis in aqua frigida.

ihren Magen klagen; es hilft auch bei der Verdauung. Außerdem wird es in einer Dosis von 2 Esslöffeln in heißem Wasser gegeben; so eingenommen, ist es eine starke Medizin. Man gibt es natürlich in kaltem Wasser denen, die Durst haben oder deren Lungen ausgetrocknet sind oder die sich nach Wein sehnen.

II. De arboribus pomiferis

1. De cydoneis
2. De persicis
3. De amygdalis
4. De castaneis

II. Obstbäume

⟨1. De cydoneis⟩

⟨...⟩ verum de fructibus pauca nobis dicenda sunt. sane ad montium devexa melius proveniunt, non in planis locis ⟨...⟩ urasin ⟨...⟩ ci ⟨...⟩ sun ⟨...⟩ de raro nunc invenies ⟨...⟩ me ⟨...⟩ infundunt et na ⟨...⟩ nt fa ⟨...⟩ ut putant, ampliora quae November affert, et matura cydonea legenda sunt ⟨...⟩ iuncta con ⟨...⟩ subinde ⟨...⟩ interd ⟨...⟩ aut ex ⟨...⟩ rere ⟨...⟩ quo ⟨...⟩ mi... capessere ⟨...⟩ omne con ⟨...⟩ condiri etiam per cydoneum posse qu ⟨...⟩ affirmant ali ⟨...⟩ traxisse aliquid olim de sapore affixi mellis. aliqui putant et in dolium vini olla nova conclusa, ut in eo obtecta natent, esse mittenda. at nos non levi pondere affirmamus quod si melle linantur, in eo melius perseverant et, ubi tempus erit, speciosa exire pollicentur. quidam patina nova sicco gypso separata obruunt. eadem alii milio sive palea separata demergunt. sunt qui figularem cretam cum amurca subigunt soleque siccatis cydoneis illiniri existimant, si in loco sicco et frigido reponantur. multi vel solam cretam sufficere crediderunt, si cum ramulis suis mala detracta et oblita in sole siccentur ac, si quid extra, hiaverit, luto contegatur. servantur et gypso illita, sed aspera sunt sapore, quamvis et aspectui speciosa procedant. consentiunt aliqui posse et scrobibus et

1. *Quitten* – *siehe auch 143*

⟨…⟩ aber über Früchte müssen wir ein paar Dinge sagen. Sicherlich, sie kommen besser an den Hängen der Berge hervor, nicht an ebenen Orten. ⟨…⟩ wird man nun selten finden ⟨…⟩ sich ergießen ⟨…⟩ wie man glaubt, mehrere, die der November bringt, und die reifen Quitten sollen gepflückt werden ⟨…⟩ kann auch durch die Quitten aromatisiert werden ⟨…⟩ behaupten ⟨…⟩ sie haben einmal einen Geschmack des Honigs angezogen, der aufgetragen wurde. Manche meinen, dass sie auch in ein neues Glas eingeschlossen und in einen Bottich mit Wein gegeben werden sollten, so dass die abgefüllten Früchte darin schwimmen. Aber wir halten mit nicht geringem Gewicht fest, dass sie sich, wenn man sie mit Honig bestreicht, besser darin halten und, wenn die Zeit gekommen ist, mit einem Glanz herauszukommen versprechen. Manche vergraben sie in einer neuen Schüssel, getrennt durch trockenes Gipspulver. Andere versenken sie getrennt durch Hirse oder Spreu. Manche kneten Töpferton mit Ölschaum und sind der Meinung, dass diese Mischung nach dem Trocknen in der Sonne auf die Quitten gestrichen werden sollte, wenn sie an einem kühlen und trockenen Ort gelagert werden sollen. Viele haben die Meinung geäußert, dass sogar Ton allein für diesen Zweck ausreicht, wenn die Früchte, die mitsamt ihren Zweigen gepflückt und beschichtet wurden, in der Sonne getrocknet werden und eine von ihnen, falls sie aufplatzt, mit Schlamm geflickt wird. Man bestreicht sie zur Konservierung auch mit Gips, aber diese haben dann einen harten Geschmack, obwohl sie auch mit einem feinen Aussehen erscheinen. Manche sind sich einig, dass man sie so-

in doleis eodem modo quo punica supra vel alia m⟨ala⟩ servari. Quintilii cydonea in scobe servata diuturna promittunt. diligentioribus rectissime visum est praemonere ne cum ceteris pomis cydoneum misceatur; sibimet censent reponendum, austeritatem eius timentes, quae corrumpere solet, ut necesse est, quidquid de proximo adfuerit. cydoneorum pondus adeo iumentis praeter cetera infestum est ut remedia quoque contra haec nullas vires habere compertum sit.

⟨2. De persicis⟩

⟨…⟩ ossa sererentur. Curtius Iustus et mense Ianuario calidioribus locis putat posse disponi; Quintilii armenia sola consentiunt Ianuario mense ponenda. Graecis omnibus ferme autumnalis satio ratione naturali videtur electa, siquidem eo tempore cum pomis caducis ossa delapsa in novas plantas saepe videamus sine culturae adminiculis sua sponte fruticare; ideoque plerique non ossa sed poma ipsa matura integra existimant obruenda, ut ea res et ossibus vicem stercoris praebeat et pomis futuris illibatum saporem, sicuti arbitrantur, acquirat. tenet quosdam hodieque vana persuasio ut putent ossa quae dente contacta sunt aut pror-

wohl in Gruben als auch in Bottichen konservieren kann, genauso wie die oben erwähnten Granatäpfel oder andere Früchte. Die Quintilii versprechen, dass in Sägemehl konservierte Quitten lange haltbar sind. Diejenigen, die sorgfältiger sind, raten zu Recht davon ab, die Quitte mit anderen Früchten zu mischen: Sie empfehlen, sie für sich zu lagern, da sie ihre Härte fürchten, die, wie unvermeidlich, oft alles verdirbt, was in der Nähe ist. Das Gewicht der Quitten ist für Packtiere so sehr viel anstrengender als das anderer Früchte, dass man festgestellt hat, dass Heilmittel tatsächlich keine Wirkung gegen sie haben.

2. *Pfirsiche* *– siehe auch 144*

⟨…⟩ dass die Kerne gesät werden. Curtius Iustus denkt, dass sie auch im Januar an wärmeren Orten ausgepflanzt werden können. Die Quintilii sind der Meinung, dass die Aprikose allein im Januar gepflanzt werden soll. Fast alle Griechen haben sich für die Herbstaussaat entschieden, weil wir dann oft sehen, dass die Kerne, die mit den gefallenen Früchten heruntergefallen sind, von selbst und ohne die Unterstützung durch Kultivierung zu neuen Pflanzen sprießen. Aus diesem Grund sind die meisten von ihnen der Meinung, dass nicht die Kerne, sondern die reifen Früchte selbst ganz vergraben werden sollen, damit das Fruchtfleisch sowohl als Dünger für die Kerne dienen kann als auch nach ihrer Meinung den zukünftigen Früchten einen unverminderten Geschmack verleihen kann. Auch heute noch ergreift manche Menschen der eitle Glaube, dass Kerne, die von einem Zahn berührt worden sind, ent-

sus extingui aut infeliciter nasci. sed frustra id credidisse tunc sentiunt, cum coeperint experimenta consulere.

Sunt qui ab exortu favoni persicum serere melius existiment; medio tamen tempore anxie atque sollicite ossa custodiunt. et quidem primo recentia paucis diebus in cinere mergi patiuntur ut quidquid umidi continent illo siccante deponant; post in umbra explicantur et biduo ventilata cum terra soluta in qualo vel in fictili vase componuntur, idque tectum atque oblitum sulco ita infodiunt ut accessum neque sol neque ventus inveniat.

Interest autem cuiusmodi statum caeli condicio regionis, calidum frigidumne, sortita sit. in calido merito sub ipsum tempus autumni ossa merguntur; metus enim non est gelum; immo si qua corrupta depereant, frigida relapsa hieme, cessabunt cum ossibus exterius tempore resolutis totam germinis sani vitam nuculeus experitur. mala denique tunc inservire arboribus debent, cum extra hiare coeperint. huic sationi potest prodesse quod generaliter Celsus agi scribit, ut ossa priusquam terrae committantur, diebus quinque teneantur aquae innantia. ut asserventur hiemalibus brumis, subsidium teporis et umoris habemus

weder völlig zerstört werden oder unfruchtbar wachsen. Sie sehen jedoch, dass ihr Glaube einer Grundlage entbehrt, sobald sie beginnen, die Erfahrungen zu konsultieren.

Einige sind der Meinung, dass es besser ist, den Pfirsich vor dem Aufkommen des Westwinds (siehe S. 169) zu säen; in der Zwischenzeit lagern sie die Kerne mit großer Sorgfalt ein. Zuerst legen sie sie für einige Tage in Asche, solange sie frisch sind, damit sie das Wasser, das sie enthalten, abgeben können, da die Asche sie austrocknet; danach werden sie im Schatten ausgebreitet und, nachdem sie zwei Tage lang belüftet wurden, zusammen mit loser Erde in einen Korb oder ein Tongefäß gelegt. Diese vergraben sie dann abgedeckt und versiegelt in einem Graben, so dass weder Sonne noch Wind eindringen können.

Es macht jedoch einen Unterschied, welche Art von Klima die Natur des Landes hat, ob warm oder kühl. In einem warmen Klima werden die Kerne mit gutem Grund kurz vor dem Herbst abgesetzt, denn Frost stellt keine Gefahr dar; im Gegenteil, sollte einer der Kerne beschädigt werden und nach dem kalten Winter unterzugehen beginnen, wird er dies nicht mehr tun, wenn zu gegebener Zeit die äußere Hülle des Kerns abgeworfen wird und der Samen das unbefleckte Leben der gesunden Knospe erfährt. Die Kerne sollten für das Wachstum von Bäumen zu dem Zeitpunkt verwendet werden, wenn sie begonnen haben, sich aufzuspalten. Diese Methode der Aussaat kann durch das begünstigt werden, was Celsus schreibt, und wird im Allgemeinen getan: Bevor die Kerne der Erde anvertraut werden, hält man sie fünf Tage lang im Wasser schwimmend. Damit sie in der Kälte des Winters sicher aufbewahrt werden, haben wir die Hilfe von mildem Wetter und Feuchtigkeit

in ceterum autumni; idem facere supervacuum est, cum iam [iam] gelidae hiemis adventu frigus imberque veniat.

Quolibet caelo et quamvis macro solo persicorum arborem poni Celsus existimat; idem tamen laetissimas fieri confidit si remotione loci blandimentum ceperunt. Curtius Iustus irriguis et frigidis locis mallet +aquam+ et, adiungit, doleo aliquo supra posito quod ab aquilone defendat; sic enim fieri ut semina pecorum stercus ita ament ut alia germina. Quintilii calidum aerem persico et umidum solum addunt. demissa temperies necessaria eis ne siccitas anni ruat et admodum exigua poma constringat ac frequens umor enormi vastitate et inani sapore distendat. Graecorum celeberrimi auctores irrigua et hortensia huic arbori loca destinanda senserunt, ubi umor manu temperatus nocens ita averti potest ut et possit induci. idem persico solum pingue contrarium [tum] crediderunt; calculosum et harenae et sabulo proximum conveniet, sicuti ceteris omnibus quae gummis glutina excludant.

Ordo sationis in persico talis est. crebrior in terra sulcus duobus intermissis pedibus aperitur, in quo ossa deponi

für den Rest des Herbstes. Es ist nicht nötig, dasselbe zu tun, wenn kaltes und stürmisches Wetter mit der Ankunft des eiskalten Winters kommt.

Celsus ist der Meinung, dass der Pfirsichbaum in jedem Klima und sogar auf kargem Boden gepflanzt werden kann; dennoch ist derselbe Autor davon überzeugt, dass sie am fruchtbarsten werden, wenn sie von einem entfernten Standort aus Hilfe erhalten. Curtius Iustus würde es vorziehen, wenn sie an gut bewässerten und kühlen Orten gepflanzt würden und, wie er hinzufügt, mit einem Bottich, der zum Schutz gegen den Nordwind über sie gestellt wird, denn auf diese Weise kommt es dazu, dass die Samen den Dünger von lebenden Pflanzen genauso lieb gewinnen wie andere Knospen. Die Quintilii bevorzugen ein heißes Klima und feuchte Erde für den Pfirsich. Ein gemäßigtes Klima ist für sie notwendig, damit die jahreszeitliche Dürre die Früchte nicht angreift und die Früchte nicht verkümmern, so dass sie zu klein werden, noch häufiges Wasser sie zu einer großen Größe und einem faden Geschmack anschwellen lässt. Die berühmtesten griechischen Autoren sind der Meinung, dass man dem Pfirsichbaum gut bewässerte und für einen Garten geeignete Plätze zuweisen sollte, wo das Wasser, von Hand gesteuert, dann, wenn es schädlich ist, so abgeführt werden kann, dass es auch wieder hineingeleitet werden kann. Dieselbe Gruppe hat die Überzeugung geäußert, dass fruchtbarer Boden schlecht für den Pfirsich ist: Boden, der kiesig ist und sehr nahe an einem feinen oder groben Sand liegt, wird ihnen gefallen, genauso wie allen anderen Bäumen, die klebrigen Gummi absondern.

Bei der Aussaat des Pfirsichs geht man wie folgt vor: In der Erde werden im Abstand von 2 Fuß ziemlich dicht bei-

siccata erecta non altius debent quam quod amplectitur trium mensura palmorum; obruta ulterius germine infirmo ad superna non scandent. infigenda autem terrae pars acutior, unde radicis exordium est. commodissime quattuor palmis invicem separata ponuntur. multi et fimo ossa circumdant, aqua leniter adrorant; robustior tamen, etsi tardior, planta procedit ex osse quod simpliciter exponatur. sunt qui in gastris vel qualis cribrata terra repletis ossa disponant, unde mox plantas adultas in seminarium cum cespite suo transferant, et affirment quod si pertranseant, gratioris saporis et suci amplioris poma tribuantur. planta vero quae de codice avellitur autumnale tempus expostulat; huic namque arescendi periculum incumbit nisi largus umor et frequens pluvia ei subvenerit. moris est fimo oblitam et inferioribus foliis deputatam, subacto solo et praecedente punctorio, sicuti olera demergere. nam calcata plus iusto et terra densante constricta inertia ligni maturum sentit occasum.

Sed utrisque frequens sarculi opera et desiderata medicina continuae runcationis adhibenda est, ne tenero germini noceant flatus herbarum neve densitas contegentium solis

einander liegende Gräben ausgehoben, in welche die ausgetrockneten Kerne aufrecht in einer Tiefe von nicht mehr als 3 Handbreit gepflanzt werden; einer, der tiefer vergraben ist, wird wegen der Schwäche der Knospe nicht an die Oberfläche steigen. Das spitze Ende, wo der Ursprung der Wurzel liegt, sollte in die Erde gesetzt werden. Man pflanzt sie am besten in einem Abstand von 4 Handbreit voneinander. Viele umgeben die Kerne auch mit Dung und bespritzen sie leicht mit Wasser, aber aus dem Kern, der auf einfache Weise gepflanzt wird, wächst eine stärkere, wenn auch spätere Pflanze. Manche pflanzen die Kerne in großbauchige Gefäße oder Körbe, die mit Erde gefüllt sind, die durch ein Sieb geflossen ist, und pflanzen die gewachsenen Pflanzen von hier aus bald zusammen mit ihrer Erde in die Baumschule um und behaupten, dass sie, wenn sie durchkommen, Früchte mit einem angenehmeren Geschmack und mehr Saft erhalten. Der aus der Rinde ausgerissene Spross erfordert jedoch eine Pflanzzeit im Herbst, denn es droht die Gefahr des Austrocknens, wenn nicht reichlich Wasser und häufiger Regen zu Hilfe kommen. Es ist üblich, ihn mit Dung zu bestreichen und die unteren Blätter abzustreifen und sie nach dem Aufbringen des Pflanzstockes auf den gut bearbeiteten Boden auf die gleiche Weise wie Gemüse zu versenken. Wenn er nämlich mehr als angemessen eingepackt und durch die Erde, die eng auf ihn drückt, eingeengt wird, erlebt er wegen der Schwäche seines Holzes einen frühen Untergang.

Auf jeden von ihnen muss jedoch häufige Hackarbeit und die willkommene Medizin des ständigen Unkrautjätens aufgewendet werden, damit weder die Ausdünstungen des Unkrauts der zarten Knospe schaden noch die Dichte derer,

atque aurae nutrimenta praecludat. danda etiam calamo sive virgulto propius affixo adminicula, quibus se tueri contra violenta ventorum flabra consuescant. quae sollicitudo non amplius quam unius anni spatio complectitur; ceterum bima translata iam suis viribus nulli non repugnat iniuriae.

Scrobes altos arbor persici non amat, quippe cum modica radicum concessa substantia esset; ⟨et⟩ tamen cito bibit; contra aliarum arborum legem de superioribus partibus mutuatur alimentum. hanc maxime existimant causam propter quam sola maturius consenescat. nec intervalla maiora desiderat eiusmodi folia sortita, quorum tenuis umbra opacitatis incommodum non parat [quam scilicet binos pedes]. sic curtius optime positas arbitratur. quin immo inventi qui densius consitas [tutas] existiment tutiores dum se invicem protegunt a solis ardoribus, quibus difficulter hoc genus arboris creditur repugnare.

Ablaqueare omnibus annis oportet nonissimo autumno et inhalantibus fibris de radice purgatis folia sua in vicem stercoris cum terra molliore congerere quantaque maiore ⟨...⟩

⟨...⟩ et magna fieri asseverant si, cum arbor in flore sit, lactis caprini per triduum ternis sextariis irrigetur. omnibus persicis, maxime tamen praecoquis et armeniis, quotiens abundantibus pomis arbor onerata est, decerpenda

die sie bedecken, die Nährstoffe von Sonne und Luft ausschließen. Man sollte sich auch mit einer Stütze aus Schilf oder geschnittenem Reisig ausstatten, die (jeweils) in der Nähe der Pflanzen befestigt wird, damit sie sich daran gewöhnen können, sich vor heftigen Windstößen zu schützen. Diese Pflege umfasst nicht mehr als ein Jahr; abgesehen davon gibt es, einmal im Alter von zwei Jahren verpflanzt, keinen Angriff, dem sie aus eigener Kraft nicht standhält.

Der Pfirsichbaum verträgt keine tiefen Löcher, da ja die Substanz der Wurzeln, mit denen er ausgestattet ist, gering ist. Trotzdem trinkt er schnell: Im Gegensatz zu anderen Bäumen nimmt er Nahrung aus den oberen Teilen auf. Man glaubt, dass dies der Hauptgrund ist, warum er allein früher altert. Auch will er keine zu großen Zwischenräume, denn die Blätter, die er hat, sind so beschaffen, dass ihr leichter Schatten nicht den Nachteil hat, das Licht auszuschalten. Curtius meint, dass sie auf diese Weise am besten gepflanzt werden. In der Tat gibt es einige, die der Meinung sind, dass diejenigen, die enger zusammen gesät werden, sicherer sind, weil sie sich gegenseitig vor der Sonnenhitze schützen, der diese Baumart nur schwer widerstehen kann.

Man sollte die Wurzeln jedes Jahr am Ende des Herbstes freilegen und, sobald die duftenden Fasern von der Wurzel entfernt sind, anstelle von Dung ihre Blätter zusammen mit einer weicheren Erde aufhäufen, und um wie viel größer ⟨…⟩

⟨…⟩ und sie behaupten, dass (die Früchte) groß werden, wenn der Baum bei seiner Blüte drei Tage lang mit 3 Krug Ziegenmilch gegossen wird. Bei allen Pfirsichen, besonders aber bei früh reifenden und gewöhnlichen Aprikosen, sollten immer dann, wenn der Baum mit reichlich Früchten be-

sunt aliqua; sic enim reliquis celerior maturitas imperatur. sparto ligandam adversum plurima incommoda, ut amphora, existimant, et hodieque nonnulli iumentorum solias in itinere derelictas pro remedio truncis ramisve suspendunt.

Inseri persicus utroque modo potest, vel in cortice vel in ligno praecedente fissura. sed quantum propius ad terram recisa sit, eo melius inseretur; fortior est enim pars eius ima. quidquid in summo est, quoniam suci minus retinet, ut fragile ac putre damnatur. inserendi tempus aptissimum est nonissimi autumni, si loca non sint adeo pruinosa, vel inter brumam et exortum favoni, id est extremo Decembri ac deinde Ianuario, ita exigente praecoquo germine, quod saepe et ante veris adventum florere festinat. meliores ad inserendum surculi habentur aliquatenus pleniores et de ea parte sublati quae propinqua arbori fuerit, vixque proveniet aut non diu durat pars summa ramorum. persicus et in semet ipsam inseritur et in amygdalum et prunum, magisque durabilis arbor efficitur cum surculi eius in ligno fortiore cinguntur. sed armenia vel praecoqua peculiariter prunis insita floridiora sunt; cetera, id est duracina, sic insita in amygdalo melius assuescunt. at haec ipsa prunorum atque

laden ist, einige gepflückt werden, denn so werden die anderen zu einer schnelleren Reifung gezwungen. Die Menschen sind der Meinung, dass der Baum, wie eine Amphore, mit Esparto-Gras gegen viele Arten von Schaden gebunden werden sollte, und noch heute hängen manche die Hufbeschläge von Jochtieren, die auf der Straße zurückgelassen wurden, als Heilmittel an die Stämme oder Äste.

Der Pfirsich kann auf beide Arten veredelt werden, entweder in der Rinde oder im Holz, nachdem ein Riss entstanden ist. Er wird jedoch besser veredelt, je näher er am Boden zurückgeschnitten wird, denn sein unterster Teil ist stärker. Die höchsten Teile werden, da sie weniger Saft enthalten, mit der Begründung missbilligt, dass sie brechen und auseinanderfallen können. Die beste Zeit zum Veredeln ist am Ende des Herbstes, wenn der Ort nicht sehr frostgefährdet ist, oder zwischen der Wintersonnenwende und dem Einsetzen des Westwindes, also Ende Dezember und dann bis in den Januar hinein, wie es die Knospe der früh reifenden Aprikose erfordert, die oft schon vor der Ankunft des Frühlings zur Blüte eilt. Für die Pfropfung gelten die etwas volleren Edelreiser als besser geeignet, die aus einem Teil in der Nähe des Stamms entnommen wurden; die aus den Spitzen der Zweige werden nur schwer gedeihen oder sogar ein schnelles Ende finden. Der Pfirsich wird sowohl auf sich selbst als auch auf die Mandel und die Pflaume veredelt, und ein länger haltbarer Pfropfling entsteht, wenn seine Sprossen in einem stärkeren Holz eingeschlossen sind. Aprikosen oder früh reifende Pfirsiche blühen jedoch mehr, wenn sie speziell auf die Pflaume veredelt werden; die übrigen Pfirsiche, also die hartschaligen Pfirsiche, passen sich besser an, wenn sie auf die Mandel veredelt werden. Letztere jedoch

amygdali germina difficilius ⟨recipiunt⟩ et cito recurrunt in senectutem; quotiensque surculo alterius generis insita sint infirmitatem suam confessa moriuntur.

Sic quoque fiet emplastratio; olea, persicus, sicuti et nonnulla ficus et huius generis cetera quibus seponitur sucus pinguis, rite inoculantur prius trunco reciso. adverti deinde mole iusta plerumque esse et diutius asservari si non, ut Graeci, in glarea argilla sed in solo harenoso ponas. et quidem solito more possunt emplastrari, quod agere in line prodest mensis Aprilis, sed initio Maii satius proveniet.

Persici pomum, nisi conditum muria et oxymelle, asservari diu non potest vixque hoc modo pervenit in alteram aestatem; cutis exilitas et carnis squalor consentanee prodibunt ad parsimoniam vetustatis. plerumque temptarunt ossibus detractis more ficorum in sole siccare atque in frigido servanda suspendere. vix in his aliquid suci inest, cuius admonere inane videtur. ex veteribus multi Suessatibus ollulis impicato singula poma clausere umbilico atque in sapam purissimam demissa merserunt, sed hoc modo saepe in breve tempus flaccescunt. Graecorum deprehendi ⟨...⟩

nehmen die Knospen von Pflaumen und Mandeln mit mehr Mühe und verfallen schnell wieder ins hohe Alter – wenn sie mit Sprossen einer anderen Art veredelt werden, offenbaren sie ihre Schwäche und gehen zugrunde.

Auch das Anschilden wird auf folgende Weise durchgeführt: Die Olive und der Pfirsich, genau wie einige Feigen und andere dieser Art, von denen ein dicker Saft abgesondert wird, werden nach dem ersten Zurückschneiden des Stammes ordentlich okuliert. Ich habe außerdem beobachtet, dass sie in der Regel die richtige Größe haben und länger halten, wenn man sie nicht in kiesigen weißen Lehm pflanzt, wie die Griechen, sondern in Sandboden. Wir fügen hinzu, dass sie auf die übliche Art und Weise geflickt werden können, was Ende April gut ist, aber Anfang Mai besser gehen wird.

Die Pfirsichfrucht kann nicht lange haltbar gemacht werden, es sei denn, sie wird in Salzlake und Honig-Essig eingelegt, und auf diese Weise hält sie bis zum nächsten Sommer, aber mit einer Schwierigkeit: Die Dünne der Schale und die Rauheit (?) des Fruchtfleisches werden immer ein geringes Alter zur Folge haben. Man hat oft versucht, sie nach Art der Feigen in der Sonne ohne Kerne zu trocknen und sie an einem kühlen Ort aufzuhängen, um sie zu konservieren. Es ist kaum Saft in ihnen enthalten, eine Tatsache, die nicht erwähnt werden muss. Von den Alten haben viele die Früchte einzeln in kleine suessatische Gläser (aus der Gegend von Suessa, heute Soissons in Frankreich) eingeschlossen und sie in sehr reinen Traubensirup getaucht; aber auf diese Weise beginnen sie oft in kurzer Zeit zu welken. Von den Griechen habe ich einige entdeckt ⟨…⟩

⟨3. *De amygdalis*⟩

⟨... in⟩ fimum bubulum transferunt, nec ex eo nuces proferunt ad serendum nisi cum hiascere coeperunt. Mago et Celsus scrobes altos latosque trinis pedibus effundunt; in eos terram congerunt quam minutissimam cum stercoris admixtione eatenus ut pars dimidia compleatur. ibi tria amygdala in medio triangulari lege disponunt quo inter se non palmo, ut Columellae videtur, sed pedis sive dodrantis spatio separentur. acuta pars nucis ab utrisque prima defigitur; radices exitum moliuntur; sed in posteriores dissentiunt, siquidem aciem lateris in aquilonem Mago invertit, Celsus ad favonium dirigit, Columella cum dicat, anceps nucis ad favonium spectet, [et] sine dubio et ipse unum latus opponit aquiloni. supra nuces terra sesquipedis ingeritur et, si nec ullus imber fuerit, ter in mense seminibus expositis umoris alimenta sumministrentur, et quidquid in summo scrobe induruit levi sarculo relaxetur.

Ubi primum se germina ostenderint, quoniam tenuis illis stilus et flexuosus est, iuxta vastior palus affigitur quo rami adminiculo et in valido requiescant, et scandere in rectum +conpletum+ docent consuescere. triennio exacto unum germen in loco permanet, reliqua eodem mense quo sata sunt ad scrobes transferuntur, ut pars aliqua fossurae connexa relinquatur. hanc paulatim adobruunt singula ar-

3. *Mandeln* – *siehe auch 153*

⟨…⟩ in Kuhdung legen, und die Nüsse erst dann zum Pflanzen herausbringen, wenn sie angefangen haben, sich aufzuspalten. Mago und Celsus haben je 3 Fuß tiefe und breite Löcher ausgehoben. In diese häufen sie extrem feine Erde, mit der Dünger vermischt wurde, genug, um sie zur Hälfte zu füllen. Dort ordnen sie drei Mandeln in der Mitte dreieckig an, so dass jede von den anderen nicht, wie es Columella am besten erscheint, durch 1 Handbreit getrennt ist, sondern durch den Abstand von 1 Fuß oder ¾ Fuß. Sie setzen beide das spitze Ende der Nuss zuerst nach unten; die Wurzeln erzwingen einen Ausgang dort. Aber in den folgenden Teilen sind sie sich nicht einig: Mago dreht die scharfe Kante der Seite nach Norden; Celsus richtet sie nach Westen aus, während Columella sagt, dass die Doppelkante der Nuss nach Westen schauen solle; zweifellos legt auch er eine Seite nach Norden. 1 ½ Fuß Erde wird über die Nüsse gehäuft, und wenn es nicht regnet, sollte man die ausgepflanzten Samen dreimal im Monat mit Wasser nähren, und was an der Oberfläche des Lochs hart geworden ist, soll mit einer leichten Hacke gelockert werden.

Sobald die Knospen erscheinen, wird, da ihre Stängel dünn und biegsam sind, ein ziemlich kräftiger Pfahl neben sie gesetzt, damit die Zweige mit seiner Stütze auf etwas Starkem ruhen können; sie gewöhnen sich so daran, nach oben zu klettern. Nach dem dritten Jahr bleibt eine der Knospen an ihrem Platz; die übrigen werden noch in demselben Monat, in dem sie gepflanzt wurden, in Löcher verpflanzt, so dass ein Teil der Grube ungefüllt bleibt. Diesen Teil füllen sie nach und nach auf, während sie das zuneh-

boris incrementa numerantes, tantumque radicibus cumuli largiuntur quantum altitudinis truncus adjecerit.

Quintilii omnem agrum in seminario amygdalis destinatum ad sesquipedis altitudinem fodiunt. hunc in areas dividunt quo canalibus umor infusus diutius inmoretur, dein per areas intermisso pedis spatio modicis scrobibus excitatis ad digitorum quattuor altitudinem nuces mergunt. stercora in terra obruunt parique qua ceteri cultura lene nutritas in scrobes post triennium transferunt. Mago primus et post eum Diophanes novam ⟨normam⟩ amygdali suadent, ut ferulam primo seramus eamque post annum recisam et in media parte diffissam nuce amygdali qua medullae sucus mollis est compleamus; nec desinunt asseverare quod arbor eiusmodi et robore et fructu pulcriore provenit. sic et Columella describit ferularum; alio modo scribit, nam hoc tantum praestare amygdalis ferulas ut illas faciant Tarentinas.

Et natura et mediocritas arborum suggerit ne altissimo scrobe recondant. illa intervalla etiam simili ratione moderanda sunt; viginti et quinque nonnulli, quidam et viginti pedum iusta pronuntiant. bene Diophanes ait amygdalas in

mende Wachstum des Baumes abrechnen, und fügen den Wurzeln ein gewisses Maß an Erde hinzu, proportional zur Zunahme der Höhe des Stammes.

Die Quintilii graben das ganze Feld in der Baumschule, die für Mandelbäume vorgesehen ist, bis zu einer Tiefe von $1\frac{1}{2}$ Fuß aus. Sie teilen dieses Feld in Parzellen auf, damit das Wasser, das durch Kanäle eingefüllt wurde, länger erhalten bleibt. Als Nächstes graben sie in Abständen von 1 Fuß kleine Löcher in die Parzellen und setzen die Nüsse bis zu einer Tiefe von 4 Fingerbreit ab. Dann mischen sie Dünger in die Erde; nach dem dritten Jahr werden die Nüsse in die Löcher gelegt, damit sie die gleiche sanfte Kultivierung bekommen, die andere empfehlen. Mago zuerst, nach ihm dann Diophanes, empfiehlt eine neue Methode, die Mandel zu pflanzen: Zuerst säen sie Riesenfenchel aus, und dann, nach einem Jahr, hacken sie den oberen Teil ab, spalten den Fenchel mitten hindurch und füllen den Teil der Markröhre, in welcher der süße Saft ist, mit dem Mandelkern. Sie behaupten immer wieder, dass ein auf diese Weise gepflanzter Baum mit feinerem Holz und feineren Früchten auskeimt. Columella spricht ebenfalls über die Mandel, die im Fenchel wächst; er schreibt darüber auf eine andere Art und Weise, denn er sagt, dass die Riesenfenchel den Mandeln nur den Nutzen bringen, sie »tarentinisch« zu machen.

Sowohl die Natur als auch die geringe Größe der Bäume lassen es nicht geraten erscheinen, sie in einem sehr tiefen Loch abzusetzen. Auch die Abstände zwischen den Bäumen sollten durch eine ähnliche Berechnung geregelt werden. Einige erklären, dass ein Abstand von 25 Fuß angemessen ist, andere sagen ebenfalls 20 Fuß. Diophanes sagt

transitu esse ponendas, quoniam non semel maturant et per partes se fructus eius accommodant, nec possint ita fures dispoliare ut non aliquid – vel quia crudum videtur – domino relinquatur.

Lenissima et minime sumptuosa cultura est earum, putationis annuae scilicet, qua necesse sit ramos supervacuos vel enormiter natos vel aliqua necessitate praefractos falce purgare. exigunt sane propter incursus pecorum custodiam diligentem, quorum dente contacta in amarum saporem ex dulcibus transeunt. fossio contraria illis habetur, nam florem statim amittunt; quod malum illis vel a nobis non debet inferri, cum et alias periclitentur in flore, nubilo prius marcidae deinde austris insequentibus concrematae.

Plurimum generant. si ferax non erit, terebrari in radicibus debet et taxillus e taeda in foramen aptari; alii in locum taedae cuneum qui esset ex robore. quidam radicibus perforatis silicem adiciunt et ita arboribus librum patiuntur inolescere. in locis frigidis, in quibus metus est ne in flore deprensas [aut] pruina comburat, hoc modo tradunt amygdalis subveniri; antequam floreant nudare radices iubent et albi generis lapides quam minutissimos cum harenae cumulo aggregant, cumque iam tempus videbitur ut debeant

zu Recht, dass Mandeln entlang eines Überlandweges gepflanzt werden sollten, da ihre Früchte nicht auf einmal reifen und nach und nach zum Pflücken bereit sind, und so könnten Diebe sie nicht plündern, so dass keine Frucht für den Herrn übrig bleibt – oder wenn doch, dann nur, weil sie unreif erscheint.

Ihre Pflege ist sehr einfach und überhaupt nicht aufwendig. Es genügt ein Schnitt pro Jahr, bei dem man die überflüssigen, unregelmäßig gewachsenen oder durch ein Problem abgebrochenen Zweige mit einem Krummmesser entfernen muss. Sie erfordern einen sorgfältigen Schutz vor den Streifzügen der Tiere; der Geschmack der Mandeln, die von ihren Zähnen berührt wurden, verändert sich von süß auf bitter. Das Graben gilt als schädlich für sie, denn sie verlieren sofort ihre Blüten. Dieser Verletzung sollten sie nicht ausgesetzt werden, zumindest nicht durch uns, denn auch zu anderen Zeiten während der Blütezeit sind sie Gefahren ausgesetzt: zuerst verwelken sie bei bewölktem Wetter, dann verwelken sie durch die nachfolgenden Südwinde.

Sie sind äußerst fruchtbar. Wenn der Baum nicht fruchtbar ist, sollte man die Wurzeln durchbohren und einen kleinen Kiefernstumpf in das Loch stecken; andere verwenden einen Eichenkeil anstelle der Kiefer. Manche perforieren die Wurzeln und setzen einen Kieselstein ein und lassen dann die Rinde der Bäume darüberwachsen. An kühlen Orten, an denen man befürchtet, dass der Frost die blühenden Bäume in der Blüte erwischt und sie verbrennt, empfehlen sie, den Mandeln auf folgende Weise Hilfe zu bringen: Vor der Blüte geben sie die Anweisung, die Wurzeln freizulegen und darauf weiße Steine zu häufen, möglichst kleine, zusammen mit einem Haufen Sand. Wenn es

germinare, fodere atque removere quae fuerant infusa praecipiunt.

Ut teneras nuces procreent, utile erit ablaqueatis radicibus, antequam floreant, aqua calida per aliquos dies irrigata. fiunt dulcia ex amaris si circumfosso stipite tribus a radice digitis latior caverna ponitur qua pituita decurrat; post media trunci parte terebrata cuneum qui esset ex arboris quidem radicibus simplici delibutum melle fixerunt. nec minus utile est si effundatur stercus suillum, humano lotio resolutum et radicibus superfusum. Aristoteles in georgicis amaritudinem amygdali fraglanti soli assignat, quum crebrius exustae dulcior sucus hauriatur. illico [praesto] videtur ex morsu pecorum omnia haec arbori amaritosa contingere, cum inopinata in medullas saliva consederit. si viridibus auferas tenuiora, quaeque liqueris meliora sunt ⟨...⟩

A Kal. Aprilis, ut putat Celsus, incipiunt esse matura, ac si asservanda deligi placeat, signum maturitatis ostendunt cum corticem remiserunt. sunt quibus cortex difficulter abscedat, sed si paleis obruuntur, calore solari illico resolves. tum corio liberatae, si quis aqua marina ⟨...⟩

Zeit für sie ist, zu knospen, empfehlen sie uns, die Mischung, die über sie gegossen wurde, auszugraben und zu entfernen.

Damit die Bäume zarte Nüsse produzieren können, ist es sinnvoll, die Wurzeln der Bäume vor der Blüte freizulegen und sie einige Tage lang mit warmem Wasser zu berieseln. Sie werden süß bis bitter, wenn man die Erde um den Stamm herum ausgräbt und einen ziemlich breiten Kanal 3 Fingerbreit von den Wurzeln entfernt anlegt, in den der Schleim hinunterläuft. Danach wird ein Loch in die Mitte des Stammes gebohrt und ein mit einfachem Honig beschmierter Keil aus den Wurzeln des Baumes befestigt. Nicht weniger nützlich ist es, Schweinemist auszuschütten, der mit menschlichem Urin aufgeweicht und über die Wurzeln verteilt wird. In seinen *Georgika* (nicht erhalten) schreibt Aristoteles der prallen Sonne Bitterkeit in der Mandel zu, da der süßere Teil des Saftes eines zu oft versengten Baumes verzehrt ist. Es scheint unmittelbar durch den Biss der Tiere zu geschehen, dass all diese Bitterkeit in den Baum gelangt, wenn der Speichel unversehens auf das Mark fällt. Wenn man die schwächeren der grünen Mandeln aussortiert, werden alle, die zurückbleiben, verbessert ⟨...⟩

Laut Celsus beginnen sie ab den Kalenden des April (1. April) reif zu werden, und wenn man vorhat, sie für die Konservierung ernten zu lassen, zeigen sie ein Zeichen ihrer Reife, sobald sie ihre Schale abgeworfen haben. Es gibt einige Nüsse, deren Schalen schwer zu entfernen sind, aber wenn sie in Spreu vergraben sind, wirst du sie durch die Hitze der Sonne sofort trennen. Dann, befreit von ihrer Schale, wenn jemand mit Meerwasser ⟨...⟩

⟨4. De castaneis⟩

⟨...⟩ corripiat quales illae fuerunt de quibus pastor ita praecinit, mea quas Amaryllis amabat. Mago breviter, ut Poenus et cui peregrinae eiusmodi arboris minus nota cultura sit, castaneam in umido sicut Graecam nucem serito. Cornelium tamen Celsum, Italicae disciplinae peritissimum, decuit aliquatenus edocere quidquid Magonis ignorantiam fugerat; sed et ipse castaneas amygdalorum exemplo reiectat. Columella, cui curae fuit diligentius et de castanea conscribere, etiam ipse indifferenter et varie sententiam promit; fluxe enim ista scribit; affirmat a Novembri mense per totam hiemem seri posse, nunciat Kal. Martias in Idus easdem ne quid intersit, et plantat ut ⟨vix⟩ quando quaeque sine culpa manus veniat scire possimus. etiam Gaius Plinius, quamquam ipse sationem caeduam assentiatur, hiemali tamen primum tribuit. Iulius Atticus ex Novembri in Februarium mensem serere decrevit. Curtius Iustus sationem nucis primam Decembri, secundam febrvario assignat. Iulio Frontico, cum et soli de genere et alia ratione culturae nonnulla tractaret, non fuit [culturae alia] norma quando

4. *Esskastanien* – *siehe auch 156*

⟨…⟩ würde Esskastanien raffen wie jene, von denen der Hirte singt, »die meine Amaryllis früher liebte« (Vergil, *Eklogen* 2,52). Mago ist kurz, wie man es von einem Karthager erwarten kann und von einem, dem die Kultivierung dieser fremden Baumart nicht bekannt ist: »Säe die Esskastanie an einem feuchten Ort, wie die Mandel.« Dennoch war es angebracht, dass Cornelius Celsus, ein in der italischen Praxis sehr erfahrener Mann, in gewissem Maße das lehrte, was Mago in seiner Unwissenheit entgangen war; aber auch er verweist bei der Esskastanie auf die Mandel. Columella, der sich bemüht hat, auch über die Esskastanie fleißig zu schreiben, äußert seine Meinung jedoch ebenfalls unterschiedslos und widersprüchlich, denn er schreibt leichtfertig über das Thema: Er behauptet, dass sie vom Monat November bis zum ganzen Winter gesät werden können, und nennt die Kalenden des März bis zu den Iden (1. bis 15. März) ohne jeden Unterschied – seine Pflanzungen sind so beschaffen, dass wir kaum wissen, wann welche ohne handwerkliche Fehler wachsen werden. Gaius Plinius würde wohl zustimmen, dass es sich um eine Holzaussaat handelt. Dennoch weist er dem Winter den ersten Platz zu, und auch Iulius Atticus hat die Aussaat von November bis zum Monat Februar vorgeschrieben. Curtius Iustus ordnet die beste Aussaat der Nuss dem Dezember zu, die zweitbeste dem Februar, Iulius Fronticus hatte, obwohl er einige Angelegenheiten bezüglich der Bodenart und anderer Aspekte der Kultivierung behandelte, keine Regel dafür, wann die Esskastanien am besten gesät werden sollen. Für die Quintilii darf bei der Aussaat der Ess-

rectissime castaneae sererentur. Quintiliis in satione castaneae vergiliarum non omittendus occasus.

Sed et quibusdam Graecis placet ab arcturi [et] exortu serere castaneam. nec immerito naturam secuti quibuscumque tempus hoc placuit; tunc enim seminis, id est nucis, iusta maturitas creditur adeo ut hiante tegumento, si legent, tum manus condat in terra, cum caduca labuntur. sed ad hoc accedit quod nux reservata difficile sit contra putredinem vindicare. sana igitur et matura debet exponi, quorum alterum spondet de incolumitate perseverandi, alterum prodest de virtute generandi.

Contendunt plerique Graecorum castaneam melius ex verna satione procedere, si tamen nux anxie atque sollicite condita servetur expansa. et tunc in angustum locum siccumque translatae eriguntur in cumulum; supra eas ita ⟨ut⟩ universas obtegat funditur harena fluvialis, quae et pinguis et dulcis est. post trigesimum diem eadem harena removetur et [in] nucibus in aquam frigidam missis sanas a corruptis sic licet segregare; nam corruptae supernatant, sanae residunt. illae igitur quae placere meruerunt rursus in harenam sicut antea reponuntur et post alterum mensem, si quae forsan integrae debent credi, an aqua iudicante temptatur. hoc idem fit tertio mense donec vernum tempus ad-

kastanien der Untergang der Plejaden (im Herbst) nicht vernachlässigt werden.

Außerdem gibt es manche Griechen, die es für richtig halten, die Esskastanien vom Aufgang des Arktur an (im Frühjahr) auszusäen. Nicht ohne Grund folgen sie der Natur, wer auch immer sich für diese Zeit entschieden hat, denn der Samen, also die Nuss, gilt zu dieser Zeit als reif genug, dass, wenn man die Esskastanien sammelt und ihre Deckblätter aufplatzen, man sie mit der Hand in der Erde vergraben kann, wenn sie fallen, so wie sie sind. Außerdem ist da auch die Tatsache, dass die aufgesparte Nuss schwer vor Fäulnis zu schützen ist. Es ist also die gesunde und reife Esskastanie, die ausgepflanzt werden sollte: Die eine dieser Eigenschaften bürgt für ihre Widerstandsfähigkeit, die andere ist vorteilhaft für ihre Produktivität.

Die meisten Griechen behaupten, dass die Esskastanie aus einer Frühjahrsaussaat besser hervorgeht, wenn zumindest die sorgfältig gelagerten Nüsse zur Konservierung ausgebreitet werden. Nachher werden sie an einen engen und trockenen Ort gebracht und in einen Hügel gehoben; Flusssand, der reich und süß zugleich ist, wird über sie geschüttet, so dass er sie ganz bedeckt. Nach dem 30. Tag wird der erwähnte Sand entfernt und die Nüsse werden in kaltes Wasser gelegt, wodurch es möglich ist, die gesunden von den faulen zu trennen. Die faulen schwimmen nämlich oben, während die gesunden sich setzen. Diejenigen, welche die Probe bestanden haben, werden wieder in den Sand gelegt, so wie vorher, und wenn nach dem zweiten Monat einer von ihnen vielleicht für gesund gehalten werden sollte, wird dies geprüft, indem Wasser zur Beurteilung verwendet wird. Dasselbe geschieht im dritten Monat, bis der

veniat, quo satis nucibus nec includi iam necesse sit nec probari diligentioribus.

Non in pavimento sed vasibus servanda, harena ut similiter influat. quidam in plantis iuxta arborem sponte nascentibus castaneas conserendas esse dixerunt. sed eiusmodi planta tardissime provenit et continuo biennio languida est, vix ut demum vel illam sucus recreet qui consequitur, quem non habuerat, cum ⟨nuce⟩ dilata non esset. inventi tamen qui de nucibus et hoc genere plantarum audeant aliquod facere discrimen et nuces credant caeduis arboribus aptiores, plantas vero nucibus procreandis esse utiliores, si tamen fas est ut admittere in animum debeamus quod lignum in poma proficiat, fructus in ligna desistat.

Solum castanea desiderat molle et subactum, non tamen harenosum; patitur et sabulum, si umor adfuerit. pulla terra vel maxime prodest sed et carbunculus itemque tofus optime servit diligenter infractus. spissum rubricosum locum non vult, vix provenit in argilla, in glarea cretaque nec nascitur.

De caeli qualitate nonnulla inter auctores varietas opinionis exoritur. Celsus, ante oculos habens quid pomis expediret, calidas apricas regiones castaneae aptissimas credit.

Frühling kommt, wenn die Nüsse nach der Aussaat weder aufgelegt noch für diejenigen, die fleißiger sind, geprüft werden müssen.

Sie sollen nicht auf dem Boden aufbewahrt werden, sondern in Gefäßen, so dass auf dieselbe Weise Sand hineingegossen wird. Manche haben gesagt, dass die Esskastanien aus den Trieben gesät werden sollen, die spontan um den Baum herum wachsen. Diese Art Pflanze wächst jedoch sehr langsam und ist zwei Jahre lang schwach, so dass sie am Ende kaum wieder die Nahrung bekommt, die ihr gefehlt hat, weil sie nicht aus Samen gesät wurde. Dennoch gibt es Leute, die sich anmaßen, zwischen Nüssen und Sprossen dieser Art zu unterscheiden, und die glauben, dass die Nüsse sich besser für Bäume zum Bauen von Holz eignen, die Sprossen aber besser geeignet sind, Nüsse zu produzieren, wenn es zumindest richtig ist, dass wir zulassen, dass Holz zu Früchten wächst und die Frucht im Holz ihr Ende findet.

Die Esskastanie will einen weichen, bearbeiteten Boden, aber keinen feinen Sand. Sie verträgt auch groben Sand, wenn Wasser vorhanden ist. Dunkler Boden ist besonders vorteilhaft, aber sowohl Sandstein als auch Tuffstein eignen sich sehr gut, wenn sie sorgfältig zerkleinert werden. Sie lehnt einen dichten Ort mit rotem Lehm ab, gedeiht kaum in weißem Lehm und sprießt nicht einmal in Kies und Töpferton.

Was die Beschaffenheit des Klimas betrifft, so gibt es unter den Autoren eine gewisse Meinungsverschiedenheit. Celsus, der vor Augen hat, was der Frucht zugutekommen könnte, glaubt, dass warme, sonnige Länder am besten für die Esskastanie geeignet sind. Er belegt dies mit der Ge-

id illo argumento probat, quod Neapolis, Campaniae civitas, eo fructu maxime glorietur; prudentissime tamen postea adiunxit quod et frigidis locis conseri posset, quae fere omnes anteponenda senserunt. Iulius Atticus opacis et septentrionem spectantibus clivis laetissimum fieri castaneae pollicetur. Columella et Plinius in eadem fere verba consentiunt. Quintilii montana sine dubio et umida et frigida principaliter probaverunt; si tamen in campo necesse est ponere, tenuem locum, et hunc harenosum, existimant deligendum, aut iuxta viciniam fluminis, si tamen limus ex eo stare non soleat. sunt qui putent et in declinibus locis castaneas optume provenire.

Maiori parti placet in pastinatos omnino ponere ita ut terra confracta in duorum pedum altitudinem sublevetur. Columella et Atticus addendum adhuc altitudini semissem putaverunt. sunt aliquot ex Graecis quibus mensura non satis insta. sit nisi quae tribus pedibus excreverit. et fortasse singulis satio consistat, nam qui dipondi brevitate contenti sunt seminarium cogitant, et potest qualiscumque mensura nucibus exceptis alere plantas post biennium recessuras; sed qui semina mansura condebant non immerito ampliorem radicibus paraverunt uti arbor haberet quantum ⟨…⟩

wissheit, dass Neapel – die Stadt in Kampanien – besonders stolz auf diese Frucht ist; doch fügt er hinterher klugerweise hinzu, dass die Esskastanie auch an kühlen Orten gesät werden kann, von denen fast alle geglaubt haben, dass sie bevorzugt werden sollten. Iulius Atticus verspricht, dass es an Hängen, die schattig sind und nach Norden schauen, für Esskastanien am fruchtbarsten ist. Columella und Plinius stimmen in fast den gleichen Worten (damit) überein. Die Quintilii befürworten in erster Linie gebirgige Standorte, zweifellos sowohl nass als auch kühl; aber wenn es notwendig ist, sie auf einer Ebene zu pflanzen, sind sie der Meinung, dass ein magerer Ort, und zwar ein sandiger, gewählt werden sollte, oder einer in der Nähe eines Flusses, vorausgesetzt, dass der Schlamm von ihm nicht in stagnierende Lagen gegeben wird. Es gibt einige, die meinen, dass Esskastanien auch an Hängen sehr gut wachsen.

Die meisten halten es für richtig, sie so in gründlich ausgehobenen Boden zu pflanzen, dass die zerbrochene Erde unter ihnen bis zu einer Höhe von 2 Fuß angehoben wird. Columella und Atticus meinten, dass zu dieser Höhe nochmals ½ Fuß hinzugefügt werden sollte. Es gibt einige Griechen, für welche die Tiefe nicht ausreicht, es sei denn, sie beträgt bis zu 3 Fuß. Und vielleicht könnte auf jedem von ihnen eine Aussaat basieren, da diejenigen, die mit 2 Fuß zufrieden sind, eine Baumschule im Sinn haben, und nachdem die Nüsse von der Erde aufgenommen worden sind, kann jede Tiefe die Pflanzen nähren, die in zwei Jahren entfernt werden. Aber es war nicht ohne Grund, dass diejenigen, welche die Samen gepflanzt haben, die für sie bleiben sollten, eine größere Tiefe für die Wurzeln vorsahen, damit der Baum so viel ⟨…⟩

III. Curae boum

Ad boum morbum salem tritum per cornu cum vino in potionem dabis. boves morbus ne noceat, dato tres micas salis, terna lauri folia et totidem porri sectivi, ulpici et, alii ternas spicas, turis grandis grana terna, herbae sabinae herbas ternas, rutae cauliculos ternos, sambuci ⟨...⟩, carbones ternos.

Haec omnia sub divo caeli per triduum ex eadem potione dato, adiecto scilicet vino. quod ita partieris, ut aequas potiones per triduum accipiat. sane is, qui dabit, sublime stet et vaso ligneo infundat in os, deiciat in gutture.

Boves si aegrotare coeperint, dato continuo ovum gallinacium, quod crudum integro facito ut devoret; postero die caput ulpici alii ⟨...⟩. bos si aegrotat, cotidie ei dato unam heminam vini et exerce bene vivere medium. si aegrotat, herbam centauream contritam ex vino infunde per cornum.

Bos si aegrotat, muriam salsamenti optimam et malum terrae, aquae sext., aceti, sil, rutam conterito et labris perfricato; vel radicem herbae personaciae conterito et primo die dato unc. I vini sext. I et aquae. bos si aegrotat, iunci radicem decoques et per cornum dabis.

Ad tussim boum. bos si tussiet aut si suspirabit, terrae

III. Heilung von Rindern (sowie Eseln und Pferden)

Bei der Krankheit von Rindern gibt man durch einen Trichter einen Schluck gemahlenes Salz in Wein. Damit diese Krankheit den Rindern nicht schadet, gib drei Salzkörner, drei Lorbeerblätter und ebenso viel Schnittlauch, je drei Ähren Lauch und Knoblauch, drei Körner großen Weihrauch, drei Blätter Wacholder, jeweils drei Stängel Weinraute und Holunderbeere, ⟨…⟩ drei Stück Holzkohle.

All dies gib drei Tage lang im Freien in ein und demselben Getränk, nämlich mit Wein. Teile dies so, dass es drei Tage lang gleiche Getränke ergibt. Der Mann, der die Dosis gibt, sollte dabei weiter oben als das Tier stehen und die Dosis aus einem hölzernen Behälter in das Maul des Tieres schütten, um es in seine Kehle zu zwingen.

Wenn Rinder krank zu werden beginnen, gib jedem sofort ein Hühnerei. Lass das Tier es mit einem Schluck roh schlucken. Am nächsten Tag gib ihm einen Kopf Lauch oder Knoblauch. Wenn ein Rind krank ist, gib ihm täglich 1 Schoppen Wein und lass es Übungen machen, damit das Heilmittel wirkt. Wenn es krank ist, mahle Tausendgüldenkraut in Wein und gieße es durch einen Trichter ein.

Wenn ein Rind krank ist, zerdrücke die beste Salzlake von eingelegtem Fisch und Mandragora, 1 Krug Wasser, etwas Essig, Steinbrech sowie Weinraute und reibe diese Mischung über seine Lippen oder zerdrücke die Wurzel von Klette, und am ersten Tag gib 1 Unze in 1 Becher Wein und Wasser. Wenn ein Rind krank ist, koche Binsenwurzel ein und gib sie durch einen Trichter.

Bei Husten bei Rindern: Wenn ein Rind hustet oder

malum, ovum crudum et adipem suillum et vinum vetus – adipem tamen prius liquefacito et dato – bibat; vel marrubium cum vino datur.

Si bos collum subtorserit, ebulo contrito perunguitur saepe vel medulla taurina, prius tamen axungia perfricato.

Si in collo nervi laboraverint, sumito corticem novam de subero, comburito ut carbones fiant, et terito ex vino veteri et axungia bene inter se commixto et perfricato. si collo pili saepius defluunt, ulmi vernaculi radicem ex vino decoquito ad tertias et eo, cum opus non faciet, saepius perunguito vel adipe ursina vel medulla taurina, prius tamen axungia perfricato.

Ad intestinorum dolorem. si bovi intestina dolebunt, sumito vini sext. III et olei hemin. et permixtum per cornum et curat remediabitur. item aliud: salis pugnum et cepae capita X pariter conterito et in offae modum reficito, eam in anum bovis inicito et fac eum arare continuo folli et sanus erit.

Ad scabiem boum. scabies bobis neves, et erbam si satrum tundes, et ex eo pecus lavabis. bobus et ceterus pecoribus scabiem ut discutias, intibum silvaticum conteris et perunguis.

Atembeschwerden hat, lass es Alraune, rohes Ei, Schweinefett und alten Wein trinken – aber schmilz das Fett, bevor du es gibst; oder man gibt Andorn mit Wein.

Wenn ein Rind seinen Hals verdreht hat, salbe ihn oft mit zerstoßenem Zwergholunder oder mit Stiermark ein; zuvor ist er aber mit Achsenschmiere einzureiben.

Wenn die Sehnen in seinem Nacken leiden, nimm neue Rinde von Korkeiche, verbrenne sie, bis heiße Kohlen vorhanden sind, zerdrücke sie in altem Wein, mische sie gut mit Achsenschmiere und reibe sie gründlich in seinen Nacken. Wenn das Nackenhaar oft ausfällt, koche die Wurzel der gemeinen Ulme in Wein auf ein Drittel ein. Und wenn es seine Arbeit nicht tun will, salbe seinen Nacken oft damit oder mit Bärenfett oder Stiermark. Aber man reibe es zuerst gründlich mit Achsenschmiere ein.

Bei Schmerzen der Eingeweide: Wenn die Eingeweide eines Rindes Schmerzen verursachen, nimm 3 Krug Wein und 1 Schoppen Öl; nachdem du eine Dosis durch einen Trichter gegeben hast, wird das heilen. Ein anderes Heilmittel: Zerdrücke eine Handvoll Salz und zehn Zwiebelköpfe und forme sie zu einem kleinen Ball. Bringe dies in den Anus des Rindes ein und lass es dann so hart pflügen, dass es fortwährend schnauft, und es wird gesund werden.

Bei Krätze bei Rindern: Damit die Krätze ein Rind nicht vernichtet, zerdrücke das Kraut *(holi)satrum* (schwarze Gelbdolde) und wasche das Vieh damit; wasche es auch in dem Wasser, in dem Lupinen eingekocht worden sind. Um die Krätze bei Rindern und anderen Tieren zu beenden, zerdrücke wilde Wegwarte und salbe die Tiere damit.

Bos aut asinum si eosdem morbos inciderint, sumito scillam aut ramni radicem, id est spinam albam quam tenerrimam, et in aquam infundito, quam per dies XIV bibat; unde expurgabuntur et sanitas consequitur.

Ad sanguisugam. hirudinem si bos devoraverit, cimicem conteres et ad nares eius admovebis; statim eicies.

Ad fastidium. bos si non rumigat, salicis folia aut corticem eius viridissimam contundito, et in eo sext. vini addito et olei partem quartam, in se bene misceto et per cornum bovi infundito. intestinum enim movit ut pedere non cesset; enovit sanabitur.

Potio iumentorum. iumenta sic potionabis: stercus leporinum et cepam siccam cum vino conterito et per cornu dato. iumentum ruscones si habebit, alium cum axungia conteris et dabis; aegri des remedium feniculi cum cepa conteris et potionabis. iumenta si crocinabuntur, marrubium et axungiam conteris et in vino dabis.

Ad glandulas iumentorum. luna XIV mane, antequam manus laves, iumento omnia impedimenta tollis, et manus sinistrae digito medicinali de glandula adprehendis et haec dicis: »senti precante; nec lapis lanam feri nec lumbricos

Wenn ein Rind oder ein Esel an der Krankheit erkrankt ist, nimm eine Schote oder Wurzel des Dornenstrauchs, also Weißdorn, so zart wie möglich, und tauche sie in Wasser, das es/er 14 Tage lang trinken soll; durch diese Behandlung wird das Tier gereinigt und die Gesundheit wiederhergestellt.

Bei einem Blutegel: Wenn ein Rind einen Blutegel gefressen hat, zerdrücke eine Bettwanze und bewege sie in die Nähe seiner Nase; es wird den Blutegel sofort ausstoßen.

Bei Fressunlust: Wenn ein Rind nicht wiederkäuen will, zerdrücke die Blätter von Weide oder ihre sehr grüne Rinde; füge 1 Krug Wein und ¼ (Krug) Öl hinzu; vermische es gut und drücke es durch einen Trichter in das Rind. Das wird die Eingeweide bewegen, so dass es nicht stehen bleibt, um zu furzen. Wenn es sich bewegt, wird es sich selbst heilen.

Ein Trank für Jochtiere – gib den Jochtieren dieses Heilmittel zu trinken: Zerquetsche den Kot eines Hasen und trockene Zwiebeln mit Wein und gib sie durch einen Trichter. Hat das Tier *ruscones* (wohl Verschreibung für *rosiones*, »Reißen«, also Koliken), zerdrücke Knoblauch mit Achsenschmiere und gib ihm das Mittel; für das Kranke zermalme Fenchel mit einer Zwiebel und gib ihm das Mittel zu trinken. Sollen die Tiere mit Safransalbe gesalbt werden, so zerdrücke Andorn mit Achsenschmiere und gib ihm das Mittel in Wein.

Bei geschwollenen Drüsen der Zugtiere: Am Morgen des 14. Tages nach dem Neumond, bevor du dir die Hände wäschst, entferne alles von dem Tier, was hinderlich sein kann, greife die geschwollene Drüse mit dem für Heilbehandlung üblichen Finger deiner linken Hand und sprich

oculos habet nec mula parit; utriculum cossia herpiosum arbor fuit manu humana haec ipsa concisa est, carbo factus est et si tuber, si panus evala subula neceris nec radices agas.« hoc semel dices.

Si iumentum stercus gallinacium comederit, brassicam agrestem terito cum oleo et aceto, dato bibat per cornum.

Ad abundantiam sanguinis genestam viridem conterito et eam in vino sive in aqua permixtam dato per cornum.

Ad infirmitatem iumentorum. iumentum si male habuerit, cineris lixivae cyatos VIII, olei cyatos VI consubige et in se et dat bibat per cornum, et currat ne minus horam aut ⟨...⟩. seniores ut bene valeant; opopanacis unc. I conteris, ex vino dabis potionem.

Ad scabiem iumentorum. Arabis bituminis po. III, sulfuris po. II, picis liquidae po. VI, picem, mentam, oleum mitte in ollam integram, sine quiescat. dein superinfricato, qui et trita erunt, et quae soleta adice bitumen, sulfur nigro et ita infunde, sed diligenter coques, ne ferveat, sed leni igni vel carbonibus calefacito et removes ab igne et colas ac

diese Worte: »Fühle die Macht des Beschwörers! So wenig der Stein Wolle trägt, so wenig der Eingeweidewurm Augen hat, so wenig die Maultierstute Junge bekommt (, so wenig sollst du Schaden bringen). Die vom Holzwurm befallene Truhe ist ein Baum gewesen; durch die Kraft der menschlichen Hand ist er zu Fall gebracht worden, zu Kohle ist er gebrannt worden (, so sollst auch du untergehen). Und seiest du ein Geschwür, fahre aus, hebe dich hinweg, der Tod treffe dich (sonst), nicht sollst du Wurzeln treiben.« Sage dies einmal.

Wenn ein Jochtier Hühnerkot gefressen hat, zerdrücke Wildkohl mit Öl und Essig und gib ihn durch einen Trichter als Trank.

Bei übermäßiger Blutung zerdrücke grünen Ginster, mische ihn in Wein oder in Wasser und gib es durch einen Trichter.

Bei Schwäche der Jochtiere: Wenn es einem Tier schlecht geht, mische 8 Becher Laugenasche und 6 Becher Öl und gib sie ihm durch einen Trichter zu trinken. Lass es dann nicht weniger als eine Stunde laufen oder ⟨...⟩ Damit die älteren Tiere stark sind: Zerdrücke 1 Unze Opopanax-Saft, gib sie in Wein als Getränk.

Bei Krätze von Jochtieren: Gib 3 Pfund arabisches Bitumen, 2 Pfund Schwefel, 6 Pfund flüssiges Pech, (festes) Pech, Minze und Öl in einen neuen Krug; lass ihn stehen. Dann zermalme das, was man mahlen kann, und gieße das ein, was man nicht mahlen kann, und füge Bitumen und Schwefel zu der schwarzen Mischung hinzu. Lass es vorsichtig köcheln, damit es nicht überkocht. Erhitze es über einem langsamen Feuer oder über Kohlen und nimm es vom Feuer und siebe es. Schmilz es zuerst und füge es dann

resolutum prius aceto admiscebis. hoc medicamento perunguis iumenta alternis diebus ne plus bis aut quater.

Ad pituitas anisi unc. III, benetoris dabis cum vino permixtos cyatos VI ad cornum. ex quo medicamento etiam per sinistram narem duas dragmas infundis. item aliud: stercoris scrofini pulverem contritum diligenterque cribratum studiose servabis, ut si quando iumento pituita molesta erit, ex confecto pulvere cum vino veteri quantum videtur posse sufficere, per cornum deicias, et sanabitur statim.

Ad stranguriam. si quod iumentum cuiuslibet generis stranguriam patitur, de sinistra manica tunicae peduculum eximis eumque in aurem equi sinistram conicies, continuo sanabis. sed cum hoc facies, peduculum omnino non nomines.

Ad morsum muris aranei. si quod iumentum mus caecus morderit, acetum acrum bene cum orbita infundito et consubigis et sic tollis, et inde acu ferrea morsum bene compungito et supra dicta terra confricato. hoc per triduum facito, et cornu cervino suffumigato.

Ad vermes necandos scillae sucum instillato et pice liquida tangito.

Ad pedes attritos. boves si pedes adtriverint, priusquam in viam mittas, pice liquida cornua perunguito. famicem si boves habuerint, sale et aceto diligenter elvito, posa aeris flos contritum commixtum cum axungia vel alumine solo vel galla cum alumine.

dem Essig hinzu. Salbe die Tiere abwechselnd gründlich mit diesem Medikament, nicht mehr als zwei- oder viermal.

Bei Verschleimungen 3 Unzen Anis gut zerdrücken. Gib 6 Becher davon, vermischt mit Wein, durch einen Trichter. Gieße auch 2 Drachmen von dieser Medizin durch das linke Nasenloch ein. Ein anderes Mittel: Zermahle den Kot einer Sau zu Pulver, siebe es sorgfältig und bewahre es vorsichtig auf, so dass man, wenn irgendwann Schleim für ein Tier lästig wird, ihm durch einen Trichter so viel von diesem vorbereiteten Pulver mit altem Wein nach unten gießen kann, wie man für ausreichend hält, und das Tier wird sofort geheilt.

Bei Strangurie (Harnzwang): Wenn irgendein Jochtier an Strangurie leidet, nimm eine Laus aus dem linken Ärmel deiner Tunika und steck sie in das linke Ohr des Pferdes. Du wirst es sofort heilen. Aber während du das tust, erwähne das Wort Laus überhaupt nicht.

Beim Biss einer Spitzmaus: Wenn eine blinde Maus irgendein Jochtier gebissen hat, gieße scharfen Essig gut in den Kreis des Bisses und bearbeite ihn, bis er aufgesaugt ist. Und dann stich den Biss mit einer eisernen Nadel gut durch und reibe ihn mit der oben erwähnten Erde ein; tu dies drei Tage lang und räuchere die Wunde mit Hirschhorn aus.

Zum Abtöten von Würmern tröpfele den Saft einer Meerzwiebel auf und berühre die Stelle mit flüssigem Pech.

Bei abgenutzten Hufen: Wenn Rinder ihre Hufe abgenutzt haben, salbe ihre Hufe mit Pech, bevor du sie auf den Weg bringst. Wenn Rinder blaue Flecken haben, wasche sie gründlich mit Salz und Essig. Zermahle später Bronzeblüte gut und vermische sie mit Achsenschmiere oder mit Alaun allein oder mit Gallapfel in Verbindung mit Alaun.

Was ist dran an Gargilius' Empfehlungen?

Ein Interview mit dem Medizinhistoriker Robert Jütte

Herr Professor Jütte, viele schwören heute auf die Heilkräfte der Natur – und zahlen für entsprechende Mittel in Apotheke oder Reformhaus nicht gerade wenig. Kann sich das sparen, wer sich an Gargilius hält und sein ›Power-Gemüse‹ selbst anbaut?

›Power-Gemüse‹ gehört in jede Küche, nicht nur in die mediterrane. Und je frischer, umso besser, also nicht die getrockneten Gewürze aus dem Supermarktregal. Dann kann man sich in der Tat vieles sparen, was an Nahrungsergänzungsmitteln in Vitamin-Shops, Drogeriemärkten und Apotheken für teures Geld verkauft wird. Anders verhält es sich mit Pflanzen, die sowohl als Küchen- als auch als Heilkräuter Verwendung finden, zum Beispiel Knoblauch. Dieser sorgt nicht nur an Speisen für den Geschmack, sondern kann auch Heilkräfte entfalten. Eine wissenschaftliche Übersichtsarbeit kam zu dem Ergebnis, dass die Teilnehmer an einer Studie, die über drei Monate hinweg täglich eine Knoblauchtablette einnahmen (anstelle eines Placebos), seltener eine Erkältung bekamen. Doch dazu reicht die Menge, die wir üblicherweise mit der Nahrung aufnehmen, nicht aus. Dazu braucht es in der Regel die Einnahme eines standardisierten und hochkonzentrierten Extrakts, der zudem geruchlos und geschmacksfrei sein sollte, denn viele Menschen werden vom Knoblauchgeruch eher abgestoßen. Allicin – der Hauptwirkstoff in Knoblauch – ist nämlich für den typischen Geruch des Knoblauchs verantwortlich. Durch ein besonderes Herstellungsverfahren

(Fermentierung) erhält man ein Produkt, bei dem die Geruchsstoffe nicht mehr über die Haut, sondern über die Nieren ausgeschieden werden. Der auf diese Weise fermentierte Knoblauch (auch Schwarzer Knoblauch genannt) enthält somit als Wirkstoff anstelle von Allicin nur noch eine geruchslose Organoschwefelverbindung (Allylcystein), die auch Bestandteil von frischem Knoblauch ist.

Wer von Gargilius angeregt die Feld-, Wald- und Wiesenmedizin ausprobieren möchte, sollte sich außerdem darüber im Klaren sein, dass der eigene Anbau oder das Sammeln in freier Natur nicht unproblematisch ist. Bei den selbst gesammelten oder im eigenen Garten angebauten Kräutern ist über den Wirkstoffgehalt nichts bekannt. Die meisten Heilkräuterprodukte, die in Apotheken verkauft werden, stammen dagegen aus kontrolliertem, oft sogar aus biologischem Anbau. Sie sind frei von Umweltgiften; auch sind sie so dosiert, dass keine starken Nebenwirkungen zu befürchten sind. Und es gibt entsprechende Warnhinweise auf der Packung. So sollte man zum Beispiel bei der therapeutischen Anwendung der Weinraute besondere Vorsicht walten lassen. Gargilius rät zu dieser Pflanze unter anderem bei Magen- und Gallenleiden. Heute wird eine therapeutische Verwendung, zum Beispiel bei Krämpfen, wegen des ungünstigen Nutzen-Risikos selbst von Phytotherapeuten zumeist abgelehnt. Mit dem darin enthaltenen ätherischen Öl wurden sogar schon Schwangerschaftsabbrüche herbeigeführt, doch dieses pflanzliche Abtreibungsmittel ist unberechenbar: Nicht alle Frauen haben die Einnahme überlebt.

Es gibt also gute Gründe, warum nach geltender Rechtslage Lebensmittel sowie Nahrungsergänzungsmittel nicht

zur Behandlung, Linderung oder Heilung von Krankheiten zugelassen und krankheitsbezogene Werbeaussagen bei diesen Produkten verboten sind. Selbst gesundheitsbezogene Werbeaussagen bei Lebensmitteln, sogenannte Health Claims, wie zum Beispiel die Behauptung, dass ein Verzehr zu einem normalen Cholesterinspiegel führe, müssen zuvor von einer europäischen Behörde (EFSA) geprüft und anschließend von der EU zugelassen werden. Seit der EU-Verordnung 1924/2006 über nährwert- und gesundheitsbezogene Angaben über Lebensmittel, die 2007 in Kraft trat, dürfen Lebensmittelhersteller nährwert- und gesundheitsbezogene Angaben über Lebensmittel nur noch verwenden, wenn sie auf einer Positivliste der EU aufgeführt sind und gleichzeitig das Lebensmittel einem vorgegebenen Nährwertprofil entspricht. Oder wie es das in der Bundesrepublik dafür zuständige Bundesinstitut für Risikobewertung auf seiner Webseite knapp und bündig formuliert: »Somit gilt das Verbotsprinzip mit Erlaubnisvorbehalt, d. h., dass alles, was nicht erlaubt, verboten ist. Mit der Verordnung sollen Verbraucher vor Irreführung geschützt werden und ihnen eine Möglichkeit gegeben werden, sich eigenverantwortlich für eine gesunde und ausgewogene Ernährung zu entscheiden.«

Bei Gargilius wirkt so manches Obst oder Gemüse wie wahres ›Superfood‹. Halten Kohl, Lauch und Zwiebel wirklich das, was sie versprechen?

Nehmen wir die Zwiebel, die in Indien zum Beispiel das wichtigste Grundnahrungsmittel ist und auch bei uns in fast keinem Haushalt fehlt, um Geschmack an die Speisen zu bringen. Gargilius erwähnt, dass sich alle antiken Auto-

ritäten, die er konsultiert hat, einig sind, dass Zwiebeln den Schlaf fördern und den Magen entspannen. Auch sollen sie Mundgeschwüre, wenn sie mit Brot gekaut werden, heilen. Die Phytopharmazie hat inzwischen den Nachweis erbracht, dass Zwiebeln nicht nur blutdrucksenkend, sondern auch antibakteriell wirken. Darüber hinaus zeigt die Küchenzwiebel nachweislich Wirkung bei Appetitstörungen. Weiterhin haben Studien am Uni-Klinikum in Freiburg gezeigt, dass die Zwiebel entzündungshemmend wirkt und bei Husten und Ohrenschmerzen hilft. Erinnern wir uns: Was empfiehlt Gargilius denjenigen, die von solchen Leiden geplagt sind? »Zwiebelsaft, mit Frauenmilch in die Ohren eingeträufelt, bekämpft Schmerzen.« Das war damals noch eine empirische Erfahrung – heute wird sie von der evidenzbasierten Medizin bestätigt.

Ähnliches lässt sich über den Kohl sagen. Kohlwickeln gelten auch heute noch als wirksam bei Prellungen oder in der Wundheilung. Die gesundheitsfördernde Wirkung des Kohls führen Forscher auf die in dieser Pflanze enthaltenen Flavonoide zurück. Allerdings ist der genaue Wirkmechanismus – wie so oft in der Phytotherapie – nicht bekannt. Eine an der Universität Duisburg-Essen durchgeführte klinische Studie hat beispielsweise die Wirkung von Kohlwickeln auf Arthrose-Patienten genauer untersucht. Man fand heraus, dass ein Kohlwickel am Knie die Gelenkschmerzen im selben Maße lindert wie eine Schmerzsalbe mit dem Wirkstoff Diclofenac. Für Patienten, welche die gängigen Medikamente nicht vertragen, kann also ein Kohlwickel eine gute Alternative sein. Diese spezifische Form der Anwendung des Kohls, bei der die Blätter verwendet werden, kannte Gargilius nicht; er nennt eine andere Rezeptur

(Kohl mit Essig und Bockshornkleemehl versetzt), die erfolgreich bei »Zehengicht- und Gelenkbeschwerden« eingesetzt werde.

Im Falle von Lauch gibt es heute ebenfalls eine nachgewiesene therapeutische Wirksamkeit. Porree enthält schwefelhaltige ätherische Öle (Allizin), die nicht nur zum typischen Geruch und Geschmack beitragen, sondern auch die Lebertätigkeit und den Gallefluss anregen. Außerdem wirken diese Bestandteile antibakteriell und entzündungshemmend. So erklärt sich mit unserem heutigen Wissen, was Gargilius als therapeutische Bandbreite des Lauchs angibt: »Mit Honig zerkleinert, reinigt Lauch Geschwüre. In einem Trank aus Gerstengrütze verabreicht, heilt er Katarrhe und Husten, Erkrankungen der Brust, der Luftröhre und der Lunge.«

Bei Gargilius liest man auch von Sorten, die nicht gerade jede Supermarktauslage bereithält. Melde und Speierling zum Beispiel. Lohnt es sich, die beiden wiederzuentdecken?

Die Gartenmelde wurde früher als vielseitige Heilpflanze verwendet. Die Blätter sollten harntreibend wirken, aus Blättern und Samen stellte man Brech- und Abführmittel her. Die Samen der Gartenmelde enthalten nämlich Saponine, die einen abführenden Effekt haben. Zu den weiteren Inhaltsstoffen der heute kaum noch bekannten Pflanze gehören die Vitamine A und C sowie die Mineralien Phosphor, Magnesium, Kalium, Eisen und Kalzium. Lediglich im Rheinland wird dieses vitaminreiche Gemüse noch auf Wochenmärkten verkauft. Die Gartenmelde ist zweifellos eine interessante, intensive Geschmackserfahrung für alle, die sich gesund ernähren wollen. Die Zubereitung ist ähn-

lich wie beim Spinat. Aber die Gartenmelde – wie auch immer genossen, roh oder gekocht – hilft weder gegen »eingewachsene Zehennägel«, wie Gargilius behauptet, noch sollte man heutzutage Erfrierungen oder gar die Gelbsucht damit behandeln.

Ähnliches kann man über den Speierling sagen. Dieser Wildobstbaum ist selten geworden in Deutschland. Die Früchte sehen aus wie kleine Äpfel oder Birnen und lassen sich ebenfalls zu Most sowie zu Apfelwein verarbeiten. Speierling enthält nicht nur viel Vitamin C, sondern auch Gerbstoffe. Deswegen wird der Speierling in der traditionellen Pflanzenheilkunde vor allem zur Linderung von Magen-Darm-Beschwerden eingesetzt. Von der Verwendung bei Erkrankungen der Milz oder Leber, wie es Gargilius empfiehlt, ist jedoch nach dem heutigen Wissensstand strengstens abzuraten.

Ist Gargilius insgesamt zu Unrecht in Vergessenheit geraten und lohnt es sich, seine Ratschläge wiederzuentdecken?

Wenn man an die Bekanntheit und Popularität der pflanzenheilkundlichen Ratschläge, die sich im Werk der mittelalterlichen Äbtissin Hildegard finden, in heutiger Zeit denkt, dann kann man in der Tat sagen, dass es sich lohnt, Gargilius' Büchlein über Heilmittel aus Obst und Gemüse wiederzuentdecken. Es enthält einige Ratschläge, die man auch heute noch guten Gewissens und ohne seine Gesundheit zu riskieren befolgen kann. Dazu gehört zum Beispiel die Anwendung von Rettich. Gargilius rät: »Durch Rettichsamen, mit Honig verrieben und eingenommen, lindert man Atemnot und hält Husten fern.« Heute wissen wir, dass einige der Inhaltsstoffe in der Tat sowohl sekretions-

fördernd als auch antimikrobakteriell und antiviral wirken. Oder denken wir daran, was Gargilius unter anderem gegen Magenbeschwerden empfiehlt, nämlich Minze: »Eine Prise trockenes Minzenpulver, das als Getränk mit heißem Wasser verabreicht wird, lässt eventuelle Magenschmerzen verschwinden.« Auch diese Wirkung ist inzwischen nicht nur empirisch belegt, sondern durch wissenschaftliche Studien untermauert.

Während die Heilwirkung von Rettich und insbesondere von Minze noch vielen Menschen bekannt ist, gehört beispielsweise die Wegwarte, auch Zichorie genannt, zu den eher unbekannten Heilpflanzen. Diese ist den Älteren noch als Kaffeeersatz bekannt. Aber die Wenigsten wissen, dass die darin erhaltenen Bitterstoffe die Produktion von Magensaft und Gallensekret anregen, wodurch die Verdauung gefördert und der Appetit angeregt wird. Dieses Wissen war bereits in der Antike bekannt, wenngleich nur aus der Erfahrung gewonnen, wie die folgende Stelle bei Gargilius andeutet: »Garten-Wegwarten sind, wie die Ärzte sagen, adstringierend und von scharfer Natur. Aus diesem Grund sind sie magenfreundlich und straffen den Magen besonders, wenn sie gekocht und mit Essig verabreicht werden.« Die Wirksamkeit bei Appetitlosigkeit, Verdauungsbeschwerden (Dyspepsie), Völlegefühl und Blähungen wird inzwischen sogar von der Kommission E, der Sachverständigenkommission für pflanzliche Arzneimittel am Bundesinstitut für Arzneimittel und Medizinprodukte (BfArM), in Deutschland anerkannt. Deshalb gilt es, nicht nur die Unterart der Gemeinen Wegwarte, den sogenannten Chicorée, welcher als Salat oder Gemüse genutzt wird, in der Küche zu verwenden, sondern auch die heilende

Kraft der Zichorie, die in breiten Kreisen der Bevölkerung in Vergessenheit geraten ist, wiederzuentdecken.

Heute ist vieles sicher genauer erforscht, oder man ist sogar zu einer anderen Erkenntnis gekommen. Gibt es bei Gargilius auch Ratschläge, die man tunlichst *nicht* befolgen sollte?

Viele der Heilwirkungen, die Gargilius bestimmten Obst- und Gemüsesorten zuschreibt, lassen sich mit dem gegenwärtigen Wissenstand der Pharmagnosie, also der Lehre von den pflanzlichen oder tierischen Arzneimitteln sowie von Giftstoffen, nicht belegen. Dass diese dagegen aus ernährungswissenschaftlicher Sicht zumeist gesundheitsförderlich sind – man denke etwa bei Gemüse an Knoblauch oder an Brunnenkresse und bei Obst an Feigen oder Pflaumen –, hat die Forschung vielfach belegt. Die Frage ist nur, ob auch eine Heilwirkung nachweisbar ist. Aber noch wichtiger ist die Frage, ob bei einem übermäßigen Genuss oder in einer bestimmten körperlichen Verfassung, wozu auch eine Erkrankung gehört, nicht nur mehr oder weniger starke Nebenwirkungen zu erwarten sind, sondern sogar gesundheitliche Schäden auftreten können. So darf man die Weinraute keinesfalls bei einer bestehenden Schwangerschaft therapeutisch verwenden, da sie abtreibend wirkt. Das gilt auch für andere von Gargilius empfohlenen Pflanzen, die ätherische Öle mit besonders hohen Ketonmengen enthalten, wie beispielsweise die Raute; denn dieser Inhaltsstoff wirkt neurotoxisch und abtreibend. Besondere Vorsicht ist auch bei der Koloquinte geboten. Die Einnahme kann zu Reizung der Schleimhäute im Magen-Darm-Trakt und zu blutigen Durchfällen führen. Außerdem sind Nierenschäden und eine abortive Wirkung möglich.

Was meint Gargilius damit, wenn er ein Gemüse als »kalt«, »warm«, »feucht«, »sauer« etc. bezeichnet? Ein Beispiel: »Bohnenkraut ist heiß und fast brennend.«

Die Anwendung pflanzlicher Arzneien orientierte sich bis weit in die Neuzeit an den in der antiken Viersäftelehre therapeutisch relevanten Primärqualitäten (»warm/kalt«, »trocken/feucht«). Nach dem bereits von dem griechischen Arzt Hippokrates im 5./4. Jahrhundert v. Chr. aufgestellten Prinzip, dass Gegensätzliches mit Gegensätzlichem geheilt werden soll (auf Lateinisch spricht man von: *contraria contrariis curantur*), kommen Heilmittel, die entweder erwärmen, kühlen, trocknen oder feucht machen, bei den Krankheiten zur Anwendung, bei denen eine übermäßige bzw. zu geringe Ausprägung dieser vier Primärqualitäten als krankheitsverursachend angesehen wird. Auch eine gesunde Ernährung hatte im Einklang mit der von dem griechisch-römischen Arzt Galen im 2. Jahrhundert n. Chr. weiterentwickelten Diätetik dieses Prinzip zu berücksichtigen. So sollten beispielsweise bei kaltem Wetter und im Winter Speisen mit den Qualitäten heiß und trocken gegessen werden; entsprechend empfahl man bei heißem Wetter oder im Sommer Speisen mit den Qualitäten kalt und feucht.

Wenn bei Gargilius von einem Schwangerschaftsabbruch die Rede ist: Wie muss man sich das vorstellen? Und war es ›legal‹?

Wie wir heute wissen, kannte man in römischer Zeit bereits über zweihundert Abtreibungsmittel, sogenannte Abortiva. Davon waren ca. 90 Prozent recht wirksam, auch nach heutiger Sicht. Eine Gruppe umfasst die sogenannten Austreibungsmittel. Diese wirken meist durch die Herbeiführung von Uterusblutungen oder Gebärmutterkontrak-

tionen und zielen in erster Linie auf die Einleitung einer Fehlgeburt ab. Dazu zählen beispielsweise solche starken Abortivdrogen wie Nießwurz (Helleborus) und Bibergeil (Kastorion). Eine zweite Gruppe bilden diejenigen Mittel, die vorwiegend embryotoxisch wirken und somit eine Totgeburt verursachen. Diese Wirkung entfalten vor allem Abortiva, die ätherische Öle oder Bitterstoffe enthalten.

Wie bereits im antiken Griechenland wurden auch in Rom von Ärzten der Frau, die abtreiben wollte, zunächst bestimmte Vorbereitungsmaßnahmen empfohlen. Dazu gehörten beispielsweise neben Hungerkuren und physischem Stress auch Aderlässe. Nachdem der Allgemeinzustand der Frau auf diese Weise geschwächt worden war, wurde eine gezielte Schwächung der Schleimhäute im Unterleib in Angriff genommen, und zwar durch Brechmittel und Spülungen sowie Sitzbäder, die vor allem die Gebärmutter- und Vaginalschleimhaut reizen sollten. Erst dann erfolgte in einem dritten Schritt die eigentliche Pharmakotherapie mittels Kräutertränken und Vaginalzäpfchen. Die dabei angewandten Drogen waren zum Teil hochwirksamer Art, konnten aber zum Tod der Schwangeren führen. Es gab damals aber auch schon Abortiva, die sanft wirken und kaum Nebenwirkung aufweisen. Diese hatten allerdings den Nachteil, dass sie entweder selten oder nur in Verbindung mit einer ergänzenden Behandlungsmethode den gewünschten Zweck erreicht haben dürften. Daher wird man dem griechischen Arzt Soranos von Ephesos, der um das Jahr 100 n. Chr. in Rom tätig war, zustimmen müssen, wenn er in seinem einflussreichen Gynäkologie-Lehrbuch (*Peri gynaikeiōn*) beim Gebrauch von pflanzlichen Abtreibungsmitteln angesichts der schwer einzuschätzen-

den Nebenwirkungen zu Vorsicht mahnt, während er gleichzeitig die Erfolgsaussichten magischer Mittel (zum Beispiel Amulette) sehr skeptisch beurteilt. Er war nicht der Einzige. Viele Ärzte im alten Rom waren nicht bereit, Abtreibungsmittel zu verabreichen, und zwar weniger aus moralischen Bedenken als aus Gründen, den guten Ruf nicht zu riskieren, denn die Wirkung von Abortiva war, wie erwähnt, schlecht einzuschätzen. Das ist auch das Motiv hinter dem vielzitierten Abtreibungsverbot im Hippokratischen Eid, dessen früheste Erwähnung von Scribonius Largus, einem römischen Arzt aus dem Umfeld von Kaiser Claudius, also aus dem 1. Jahrhundert n. Chr., stammt.

Nach allem, was wir aus Forschungen zur römischen Rechtsgeschichte wissen, wurde die Abtreibung zur Zeit der Republik jedenfalls nicht bestraft. Erst ein Gesetz des Kaisers Septimius Severus (reg. 193–211 n. Chr.) sah eine Bestrafung der Abtreibung als sogenanntes *crimen extraordinarium*, »außergewöhnliches Verbrechen«, vor. Als strafwürdig angesehen wurde hier jedoch nicht das Delikt an sich, sondern die Tatsache, dass die Frau auf diese Weise ihrem Mann den »Besitz« von Kindern vorenthält. Bestraft werden konnten demnach nur verheiratete oder geschiedene Frauen, die schwanger waren. Erst durch die christliche Lehre, die sich seit dem 3. Jahrhundert im Römischen Weltreich immer weiter auszubreiten begann und schließlich Staatsreligion wurde, trat in der moralisch-rechtlichen Bewertung des Schwangerschaftsabbruchs eine entscheidende Wende ein. Das ungeborene Wesen wurde in den religiösen Schutzbereich mit einbezogen. Der Schwangerschaftsabbruch geriet damit in die Nähe eines Sakrilegs, eines Vergehens gegen Heiliges.

Gargilius erwähnt beispielsweise auch Enzian oder pontischen Wermut – das wächst kaum im eigenen Garten. Gab es zu Gargilius' Zeit schon Apotheken? Oder mischten sich die Menschen ihre Heilmittel tatsächlich alle selbst? Und wo beschafften sie die Bestandteile eines Rezepts?

Im Römischen Reich gab es einen regen Handel, nicht nur mit Luxusgütern, sondern auch mit Gewürzen und pflanzlichen Drogen. Der Name ›pontischer Wermut‹ deutet darauf hin, dass ein Verbreitungsgebiet dieser Pflanze die Schwarzmeergegend (Pontos) ist, aber auch in anderen Teilen Südost-Europas sowie in Nord-Kasachstan und Südwest-Sibirien findet die Pflanze, die sich heute vielerorts anbauen lässt, ein ideales Klima vor. Das Arzneibuch des Dioskurides, verfasst zwischen 60 und 78 n. Chr., belegt, dass Drogen, darunter vor allem sehr kostbare, aus dem Ausland bezogen wurden. So fehlt es in diesem Standardwerk der antiken Kräutermedizin nicht an Beschreibungen, wie diese auf Echtheit und Güte geprüft werden können. Außerdem finden sich dort Hinweise auf bestimmte Handelssorten und deren Qualitäten.

Die Volks- und Hausmedizin, wie wir sie teilweise bei Gargilius fassen, fiel in den Verantwortungsbereich des *pater familias*, also des männlichen Familienoberhaupts. Man muss also davon ausgehen, dass in einem römischen Haushalt das Wissen existierte, um auch etwas komplexere Rezepturen herzustellen. Apotheken gab es im alten Rom noch nicht; diese lassen sich erst seit dem Mittelalter in den Quellen nachweisen. Allerdings kannte man bereits zu Lebzeiten Ciceros wandernde Arzneimittelhändler. Für die römischen Ärzte gilt, dass sie in der Regel ihr eigenen Apotheker waren.

Oft wird empfohlen, etwas in Wein zu rühren und zu sich zu nehmen. Heute würde man das nicht mehr machen, auch wenn man sagt, dass ein Glas Rotwein am Tag gesund sei. In der Antike tranken die Menschen sogar morgens schon vermischten Wein. Haben wir Wein zu Recht auf die entspannten Abendstunden verbannt? Oder ist er gesünder, als wir denken?

In südlichen Ländern ist Wein bis heute ein Grundbestandteil der Hauptmahlzeiten und nicht nur ein Genussmittel. Wein war in der Antike ein Grundnahrungsmittel; denn Wasser zu trinken war der Gesundheit eher abträglich, da dieses damals nicht gefiltert und daher oft voller Krankheitskeime war. Außerdem war der Alkoholgehalt der Weine geringer als heute, zudem handelte es sich meist um Süßweine, die sich auch gut zur Arzneimittelzubereitung eigneten.

Bis heute gibt es in Apotheken die sogenannten Arzneiweine (*vina medicata*), nämlich Arzneizubereitungen, die durch Mischen von Drogenauszügen oder Arzneimitteln mit bestimmten Weinsorten hergestellt werden, so zum Beispiel den Campherwein oder den Pepsinwein. Diese werden vor allem zur Behandlung von Magenbeschwerden getrunken.

Im römischen Kaiserreich galt Wein als eine Art Allheilmittel. Das Arzneibuch des Dioskurides enthält zahlreiche Rezepte mit Wein. Dieser griechische Arzt, der in den Diensten der römischen Kaiser Claudius und Nero stand (1. Jahrhundert n. Chr.), war der Überzeugung: »Der Wein erwärmt, befördert die Verdauung, reinigt und führt ab.« Der nach Hippokrates berühmteste Arzt der griechisch-römischen Antike war, wie bereits erwähnt, Galen. Maßvoll mit Wasser gemischter Wein bringt seiner Ansicht nach

Schlaf und wirkt befeuchtend und kühlend. Wie Hippokrates wandte Galen Wein vor allem äußerlich an, zum Beispiel bei Entzündungen, Wunden und Verbrennungen.

Was den bis heute anhaltenden Streit unter Medizinern, wie viel Wein der Gesundheit zuträglich ist oder diese sogar fördert, anbelangt, so halte ich es mit dem Leibarzt Goethes, Christoph Wilhelm Hufeland (1762–1836): »Der Wein erfreut des Menschen Herz, aber er ist keineswegs eine Notwendigkeit zum langen Leben; denn diejenigen sind am ältesten geworden, die ihn nicht tranken. Ja er kann, als ein reizendes, die Lebensconsumtion beschleunigendes Mittel, das Leben sehr verkürzen, wenn er zu häufig und in zu großer Menge getrunken wird. Wenn er daher nicht schaden und ein Freund des Lebens werden soll, so muß man ihn nicht täglich, und nie im Übermaaß trinken, je jünger man ist, desto weniger, je älter, desto mehr. Am besten, wenn man den Wein als Würze des Lebens betrachtet und benutzt, und ihn nur auf die Tage der Freude und Erholung, auf die Belebung eines freundschaftlichen Zirkels verspart.«

Wenn man Gargilius' Texte liest, könnte man meinen, nicht erst heute wird das Reizdarm-Syndrom rege diskutiert. Mal heißt es, etwas helfe gegen schlaffen Darm, mal geht es um ein überlastetes Verdauungssystem. Probleme mit der Verdauung scheinen in den Texten jedenfalls sehr präsent. Kann insbesondere für solche Probleme das ideale Mittelchen aus dem eigenen Garten kommen?

Nicht nur die alten Römer hatten es mit dem Magen zu tun. Waren in den letzten Jahrzehnten Rückenbeschwerden in den Industrieländern das Volksleiden schlechthin, kom-

men inzwischen immer mehr Menschen mit Problemen im Bauchraum in die Arztpraxis. Bauchbeschwerden (Schmerzen, Blähungen, Stuhlunregelmäßigkeiten, Durchfall, Verstopfung) sind häufige Symptome in der Bevölkerung. Bei einer Umfrage unter der deutschen Bevölkerung aus dem Jahr 2006 berichteten 13 Prozent von 2050 befragten Personen über Blähungen und 11 Prozent über Bauchschmerzen in den letzten sieben Tagen. 30 bis 50 Prozent der Menschen mit anhaltenden Bauchbeschwerden gaben an, deswegen einen Arzt aufgesucht zu haben.

Bis ins 19. Jahrhundert hinein war die Heilkunst im Wesentlichen »Verdauungsmedizin«. Denn sie legte größten Wert auf die Diätetik, und zwar im ursprünglichen und umfassenderen Sinne des Wortes. Nicht das Herz war das zentrale Organ, dem die Aufmerksamkeit von Ärzten, Heilern und Patienten galt, sondern vielmehr der Verdauungstrakt. Den Vorgang der Verdauung verglich Galen mit einem Kochvorgang. Die Vorgänge im Magen werden deshalb meist mit dem griechischen Wort *pepsein* (›kochen‹) umschrieben. Doch der Magen verrichtet diese Arbeit nicht allein. Um ihn herum sind, wie der berühmte griechisch-römische Arzt näher ausführt, »wie um einen großen Kessel viele Feuerstellen – zur Rechten die Leber, zur Linken die Milz, oben das Herz, dabei auch das Zwerchfell, das über ihm hängt und sich in ständiger Bewegung befindet«. Der zentrale Vorgang der Verdauung besteht nach Galen nicht nur in der Zerkleinerung der Nahrung, sondern in der Tatsache, dass »mit den Speisen, die in den Magen gelangen, eine außerordentliche Veränderung vorgeht«. Das Bild des Kochvorgangs war übrigens so einprägsam, dass es sich bis weit in die Frühe Neuzeit hielt.

An diesen Vorstellungen über den Verdauungsvorgang richtete sich seit der Antike auch die traditionelle Diätetik aus. So wird zum Beispiel in der hippokratischen Schrift über die Diät bzw. Lebensweise empfohlen, geröstete oder gebratene Speise nach Möglichkeit zu vermeiden, da diese angeblich das Feuchte aus dem Magen ziehen. Rohe Speisen verursachen dagegen Leibschmerzen und Aufstoßen, da nach der Säftelehre, die auf den Gegensatz zwischen kalt und feucht sowie den vier Elementen (Feuer, Wasser, Luft, Erde) aufbaut, der Verbrennungsvorgang im Magen ohne Feuer geschieht. Weiterhin spielten Sport und Gymnastik in der hippokratischen Diätetik eine Rolle, »weil ja der Mensch, welcher isst, nicht gesund sein kann, wenn er nicht auch Leibesübungen pflegt«, wie bereits Hippokrates erkannte. Dennoch behielten insbesondere die Anweisungen zum richtigen Ernährungsverhalten unter den sechs *res non naturales*, das heißt den sechs nicht-natürlichen Dingen, die die traditionelle Diätetik bestimmten, ihren zentralen Stellenwert in der antiken Medizin. Unter diesen sechs fundamentalen Lebensbereichen, die der Mensch einzeln oder in ihrer Gesamtheit regulieren musste, um das Gleichgewicht der Gesundheit zu erhalten oder wiederzuerlangen, war auch die *repletio et evacutio*, die Regulierung und Kontrolle der Körperausscheidungen wie Stuhl und Darmwinde.

Erst mit dem Beginn des Zeitalters der naturwissenschaftlichen Medizin um die Mitte des 19. Jahrhunderts setzte sich die bis heute herrschende Lehrmeinung durch, dass sich Krankheiten nicht allein oder überwiegend durch die Diätetik bzw. die Kontrolle der Verdauung beeinflussen lassen. Die bis dahin vorherrschende Verdauungsmedizin

wurde fortan zu einer Domäne der Naturheilkunde bzw. der sogenannten Volksmedizin. Und sie ist es bis heute größtenteils geblieben.

Gargilius erwähnt Baumschulen. Muss man das sich tatsächlich so vorstellen: Wenn jemand etwas in seinem Garten anpflanzen wollte, säte er entweder selbst an, oder er ging in die Baumschule und kaufte ein Pflänzchen?

Im griechischen Kulturkreis wurde Obst schon in frühester Zeit kultiviert. So beschreibt Homer die Äpfel im Garten des Antinoos in seiner *Odyssee* (7,112–121; Übers. R. Hampe):

> Außer dem Hof ist ein großer Garten nahe der Hoftür,
> vier Morgen groß, auf allen Seiten vom Zaun umzogen.
> Große Bäume stehen darin in üppigem Wachstum,
> Apfelbäume mit glänzenden Früchten, Granaten
> und Birnen
> Und auch süße Feigen und frische, grüne Oliven.
> Denen verdirbt nie eine Frucht, noch fehlt sie winters
> und sommers
> Während des ganzen Jahres, sondern der stetige
> Westhauch
> Treibt die einen hervor und lässt die anderen reifen.
> Birne auf Birne reift da heran und Apfel auf Apfel,
> Aber auch Traube auf Traube und ebenso Feige
> auf Feige.

Heute versteht man unter Baumschule eine Form des Gartenbaus, für die es spezialisierte Fachbetriebe gibt. In diesen Gärtnereien werden unter anderem Obstgehölze kulti-

viert, weitergezüchtet und durch bestimmte Techniken veredelt. Der Begriff ›Baumschule‹ ist in deutschsprachigen Quellen erst seit der Mitte des 17. Jahrhunderts belegt. Früher verwendete man dafür den antiken Terminus *seminarium*. Was man sich darunter vorzustellen hat, beschreibt Plinius der Ältere im Buch 17 seiner *Naturgeschichte*, das von der Baumzucht und Baumpflege handelt. Dort finden sich Anleitungen, wie man Obst- und Weingärten anlegt und was man beim Anpflanzen oder bei der Pflege der Bäume zu beachten hat. Wenn dort von einer »Baumschule«, wie die gängige Übersetzung ins Deutsche lautet, gesprochen wird, so ist damit die Veredlung durch Pfropfung gemeint, also nicht ein besonderer Ort, an dem diese stattfindet, sondern die Art und Weise, wie man den Ertrag von Bäumen verbessert und neue Sorten heranzüchtet. Dazu wurde in den vorhandenen Obst- und Gemüsegärten meist ein Areal reserviert, wie es Gargilius am Beispiel der Kultivierung von Mandelbäumen beschreibt.

Wer also Gargilius' Ratgeber über Heilung durch Obst und Gemüse kannte und das dort vermittelte Wissen anwenden wollte, der konnte in der Regel einen Großteil der darin beschriebenen Pflanzen im eigenen Garten finden oder auf dem Markt kaufen.

Literaturhinweise

Ausgaben

Gargilius

Lommatzsch, Ernst: P. Vegeti Renati Digestorum Artis Mulomedicinae Libri, accedit Gargili Martialis De Curis Boum Fragmentum. Leipzig: Teubner, 1903. (S. 307–310 für III.)

Maire, Brigitte: Gargilius Martialis. Les remèdes tirés des légumes et des fruits. Paris: Belles Lettres, 2002. (S. 1–79 für I.)

Rose, Valentin: Plinii Secundi quae fertur, una cum Gargilii Martialis Medicina. Leipzig: Teubner, 1875. (S. 209–212 für I, Appendix.)

Zainaldin, James L.: Gargilius Martialis. The Agricultural Fragments. Cambridge: Cambridge University Press, 2020. (S. 90–112 für II.)

Konkordanz

Maire, Brigitte: Concordantiae Gargilianae (Alpha–Omega A 228). Hildesheim [u. a.]: Olms-Weidmann, 2002.

Ausgaben und Übersetzungen anderer genannter Texte

Apuleius – Brodersen, Kai: Apuleius. Herbarius/Heilkräuterbuch. Lateinisch – Deutsch. Wiesbaden: Marix, 2015.

Cassiodor – Bürsgens, Wolfgang: Cassiodorus. Institutiones divinarum et saecularium litterarum / Einführung in die geistlichen und weltlichen Wissenschaften. Lateinisch – Deutsch. 2 Bde. Freiburg i. Br.: Herder, 2003. (Fontes Christiani. II 39.)

Cassius Felix – Brodersen, Kai: Cassius Felix. De medicina / Medizinische Praxis. Lateinisch – Deutsch. Darmstadt: Wissenschaftliche Buchgesellschaft, 2020. (Edition Antike.)

Cato der Ältere – Froesch, Hartmut: Cato. De agri cultura / Über die Landwirtschaft. Lateinisch – Deutsch. Stuttgart: Reclam, 2009. (Universal-Bibliothek. 18678.)

Columella – Richter, Will: Columella. De agri cultura / Zwölf Bücher über Landwirtschaft. Lateinisch – Deutsch. 3 Bde. München: Artemis, 1981–83. (Tusculum.)

Galen – Brodersen, Kai / Steger, Florian: Galen. Arzt und Philosoph. Griechisch–Deutsch. Stuttgart: Hiersemann, 2021. (Bibliothek der griechischen Literatur. 92.)

Historia Augusta – Hohl, Ernst [u. a.]: Historia Augusta. Römische Herrschergestalten. 2 Bde. Zürich/München: Artemis, 1976–85. (Bibliothek der Alten Welt; nur Übersetzung.)

Ibn al'Awwam – Clément-Mullet, Jean-Jacques: Ibn-Al-Awam. Le livre de l'agriculture. 2 Bde. Paris: Franck/Herold, 1864–67. (Französische Übersetzung.)

Inschriften – Corpus Inscriptionum Latinarum. Bd. VIII (Inscriptiones Africae Latinae). Hrsg. von Gustav Wilmanns. Berlin: Reimer, 1881. (Nr. 9047 in Pars II, Inscriptiones Mauretaniarum.)

– Corpus Inscriptionum Latinarum. Supplementum III. Hrsg. von René Cagnat [u. a.]. Berlin: Reimer, 1904. (Nr. 20751.)

Palladius – Brodersen, Kai: Palladius. De agricultura / Das Bauernjahr. Lateinisch – Deutsch. Berlin: De Gruyter, 2016. (Tusculum.)

Plinius der Ältere – König, Roderich [u. a.]: Plinius. Naturalis historia / Naturkunde. 32 Bde. Lateinisch – Deutsch. München: Artemis [u. a.], 1973–2004. (Tusculum)

Plinius »der Jüngere« – Brodersen, Kai: Medicina Plinii / Plinius' Kleine Reiseapotheke. Lateinisch – Deutsch. Stuttgart: Steiner, 2015.

Quintus Serenus – Brodersen, Kai: Quintus Serenus. Liber medicinalis / Medizinischer Rat. Lateinisch – Deutsch. Berlin: De Gruyter, 2017. (Tusculum.)

Scribonius Largus – Brodersen, Kai: Scribonius Largus. Compositiones / Der gute Arzt. Lateinisch – Deutsch. Wiesbaden: Marix, 2016.

Servius – Thilo, Georg: Servii Grammatici qui feruntur in Bucolica et Georgica commentarii. Leipzig: Teubner, 1887. (Ohne Übersetzung.)

Theodorus Priscianus – Brodersen, Kai: Theodorus Priscianus. De medicina / Naturheilkunde. Lateinisch – Deutsch. Berlin: De Gruyter, 2020. (Tusculum.)

Varro – Flach, Dieter: Varro. De re rustica / Über die Landwirtschaft. Lateinisch – Deutsch. Darmstadt: Wissenschaftliche Buchgesellschaft, 2006. (Texte zur Forschung. 87.)

Vergil

- von Albrecht, Michael: Vergil. Bucolica/Hirtengedichte. Lateinisch – Deutsch. Stuttgart: Reclam, 2001. (Universal-Bibliothek. 18133.)
- Holzberg, Niklas: Vergil. Bucolica, Georgica / Hirtengedichte, Landwirtschaft. Lateinisch – Deutsch. Berlin: De Gruyter, 2016. (Tusculum.)
- Schönberger, Otto: Vergil. Georgica / Vom Landbau. Lateinisch – Deutsch. Stuttgart: Reclam, 1994. (Universal-Bibliothek. 638.)

Weiterführende Literatur

André, Jacques: Les noms des plantes dans la Rome antique. Paris 1985.

Ferraces Rodriguez, Arsenio: Texto y tradición indirecta. Reflexiones sobre una edición reciente de Gargilio Marcial. In: Athenaeum 94 (2006) S. 707–715.

Fischer, Klaus-Dietrich: Q. Gargilius Martialis. In: Klaus Sallmann (Hrsg.): Die Literatur des Umbruchs. Von der römischen zur christlichen Literatur, 117 bis 284 n. Chr. München 1997. S. 269–273 (Handbuch der lateinischen Literatur der Antike. Bd. 4.)

Herz, Peter: Die Familie des Gargilius Martialis. Lokale Gesellschaft und Militär im römischen Nordafrika. In: Studia Europaea Gnesnensia 16 (2017) S. 463–512.

Maire, Brigitte: L'esprit ou la lettre. Les sources de *Medicinae* de Gargilius Martialis. In: Pol Defosse (Hrsg.): Hommages à Carl Deroux. Bd. 2: Prose et linguistique, médecine. Brüssel 2002. S. 514–535.

- Actions thérapeutiques ou gestes littéraires. Le lexique des *Medicinae* de Gargilius Martialis. In: Françoise Gaide / Frederique Biville

(Hrsg.): *Manus medica.* Actions et gestes de l'officiant dans les textes medicaux latins. Aix-en-Provence 2003. S. 147–160.
Maire, Brigitte: Quand la littérature vulgaire enfante herbes, légumes et fruits. In: Heikki Solin / Martti Leiwo / Hilla Halla-Aho (Hrsg.): Latin vulgaire – Latin tardif. Bd. 6. Hildesheim 2003. S. 361–368.
– Se soigner par les plantes. Les «Remèdes» de Gargile Martial. Lausanne 2007.
– Le jardin qui soigne. In: Florence Bertholet / Karl Reber (Hrsg.): Jardins antiques. Grèce – Gaule – Rome. Gollion 2010. (Regards sur l'antiquité. 2.) S. 87–113.
Mazzini, Innocenzo: Dati biografici ed opera di un minore. Quinto Gargilio Marziale. In: Atti e memorie dell'Arcadia 7 (1977) S. 99–121.
– Q. Gargilii Martialis *De Hortis.* Bologna ²1988. (Mit Edition.)
Riddle, John M.: Gargilius Martialis as a Medical Writer. In: Journal of the History of Medicine and Allied Sciences 39 (1984) S. 408–429.
Schlappinger, Hans: Ein Krankheitssegen bei Gargilius Martialis. In: Beiträge zur Geschichte der Veterinärmedizin 1 (1938/39) S. 235–236.
Tapper, Ruth Melicent: The Materia Medica of Gargilius Martialis. Diss. Univ. of Wisconsin-Madison 1980.
Wellmann, Max: Palladius und Gargilius Martialis. In: Hermes 43 (1908) S. 1–31.
Zander, Robert / Erhardt, Walter [u. a.]: Zander. Handwörterbuch der Pflanzennamen. Stuttgart ¹⁹2014.